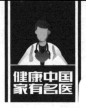

健康中国
家有名医

U0203328

胰腺疾病
诊断与治疗

总策划　王韬 教授

中国科普作家协会　医学科普创作专委会主任委员

主编 —— 鲁晓岚

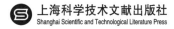

上海科学技术文献出版社
Shanghai Scientific and Technological Literature Press

图书在版编目（CIP）数据

胰腺疾病诊断与治疗 / 鲁晓岚主编 . —上海：上海科学技术文献出版社，2023

（健康中国·家有名医丛书）

ISBN 978-7-5439-8540-7

Ⅰ . ①胰… Ⅱ . ①鲁… Ⅲ . ①胰腺疾病—诊疗—普及读物 Ⅳ . ① R576-49

中国版本图书馆 CIP 数据核字 (2022) 第 038332 号

选题策划：张 树
责任编辑：付婷婷
封面设计：留白文化

胰腺疾病诊断与治疗
YIXIAN JIBING ZHENDUAN YU ZHILIAO
主编 鲁晓岚
出版发行：上海科学技术文献出版社
地 址：上海市长乐路 746 号
邮政编码：200040
经 销：全国新华书店
印 刷：商务印书馆上海印刷有限公司
开 本：650mm×900mm 1/16
印 张：13.5
字 数：137 000
版 次：2023 年 1 月第 1 版 2023 年 1 月第 1 次印刷
书 号：ISBN 978-7-5439-8540-7
定 价：38.00 元
http://www.sstlp.com

"健康中国·家有名医"丛书总策划简介

王　韬

上海市同济医院急诊医学部主任兼创伤中心主任，上海领军人才，全国创新争先奖状、国家科技进步奖二等奖获得者，国家健康科普专家库首批成员，中国科协辟谣平台专家，国家电影局科幻电影科学顾问，中国科普期刊分级目录专家委员会成员，中国科普作家协会医学科普创作专委会主任委员，中华医学会《健康世界》杂志执行副总编。

胰腺疾病诊断与治疗
作者简介

鲁晓岚

教授、主任医师、博士生导师。复旦大学附属浦东医院大内科主任、消化内科主任。任中华医学会肝病学分会脂肪肝酒精肝病学组委员，中国医师协会西北脂肪肝学院院长，中国胶囊内镜及肠病专家委员会常务委员等。全国肝胆病《中华肝脏病杂志》特约编委，《实用肝病杂志》《胃肠病学和肝病学杂志》《肝博士》等杂志编委。擅长各类消化肝病疑难疾病诊治及急危重症抢救治疗和后期预防处理，对肝癌、胃肠胰腺肿瘤等消化肿瘤性疾病有深入研究。参编图书11部，主编、副主编图书各1部。在国际SCI和国家核心期刊发表论文60余篇。

"健康中国·家有名医"丛书编委会

丛书总策划：

王　韬　　上海市同济医院急诊医学部兼创伤中心主任、
　　　　　主任医师、教授

丛书副总策划：

方秉华　　上海市公共卫生临床中心党委书记、主任医师、教授
唐　芹　　中华医学会科普专家委员会副秘书长、研究员

丛书编委：

马　骏　　上海市同仁医院院长、主任医师
卢　炜　　浙江传媒学院电视艺术学院常务副院长、党委副书记
冯　辉　　上海中医药大学附属光华医院副院长、主任医师
许方蕾　　上海市同济医院护理部主任、主任护师
李本乾　　上海交通大学媒体与传播学院院长、教育部"长江学者"
　　　　　特聘教授
李江英　　上海市红十字会副会长
李春波　　上海交通大学医学院附属精神卫生中心副院长
　　　　　上海交通大学心理与行为科学研究院副院长、主任医师
吴晓东　　上海市医疗急救中心党委书记
汪　妍　　上海电力医院副院长、主任医师
汪　胜　　杭州师范大学护理学院党总支书记兼副院长、副教授
宋国明　　上海市第一人民医院党委副书记、纪委书记、副研究员
张春芳　　上海市浦东新区医疗急救中心副主任
张雯静　　上海市中医医院党委副书记、主任医师

苑　杰　华北理工大学冀唐学院院长、主任医师、教授

罗　力　复旦大学公共卫生学院党委书记、教授

周行涛　复旦大学附属眼耳鼻喉科医院院长、主任医师、教授

唐　琼　上海市计划生育协会专职副会长

陶敏芳　上海市第八人民医院院长、主任医师、教授

桑　红　长春市第六医院主任医师、教授

薄禄龙　海军军医大学第一附属医院麻醉科副主任、副主任医师、副教授

本书编委会

主　编　鲁晓岚

编　者　吉亚军　　田宏扬　　尹振花　　年福临　　敖　丽
　　　　吴龙云　　步丽梅

总　序

近日，中共中央办公厅、国务院办公厅印发了《关于新时代进一步加强科学技术普及工作的意见》，从加强科普能力建设、促进科普与科技创新协同发展等七个方面着重强调了科普是国家和社会普及科学技术知识、弘扬科学精神、传播科学思想、倡导科学方法的活动，是实现创新发展的重要基础性工作。这是对新时代科普工作提出新的明确要求，是推动新时代科普创新发展的重大契机。为响应号召，推进完成在科普发展导向上强化战略使命、发挥科技创新对科普工作的引领作用、发挥科普对于科技成果转化的促进作用的三大重要科普任务；促进我国科普事业蓬勃发展，营造热爱科学、崇尚创新的社会氛围，构建人类命运共同体，上海科学技术文献出版社特此策划推出"健康中国·家有名医丛书"。

健康是人最宝贵的财富，然而疾病是其绕不开的话题。随着社会发展，在人们物质水平提高的同时，这让更多人认识到健康的重要性，激发了全社会健康意识的觉醒。对健康的追求也有着更高的目标，不再局限于简单的治已病，而是更注重"未病先防、既病防变、愈后防复"。多方面的因素使得全民健康成为"热门"话题。

现代社会快节奏和高强度的生活方式，使我们常常处于亚健康状态。美食诱惑、运动不足、嗜好烟酒，往往导致肥胖，诱发高血压、高血脂、高血糖、高尿酸乃至冠心病、脑卒中，甚至损伤肺功能，造成肾功能衰退，而久病卧床又会造成肺炎、压疮、下肢血管栓塞等衍生疾病……凡此种种，严重影响人们的健康生活。

"经济要发展，健康要上去"，是每个老百姓的追求。"健康中

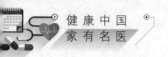

国"不是一个口号，也不是一串数字。人民健康是民族昌盛和国家富强的重要标志，健康是人们最具普遍意义的美好生活需要。该丛书遴选临床常见病、多发病，为广大读者提供一套随时可以查阅的医学科普读物。

这套丛书，为广大读者提供一份随时可以查阅的医学手册，帮助读者了解与疾病预防治疗相关的各类知识，探索疾病发生发展的脉络，为找寻最合适的治疗方法提供参考。为全社会健康保驾护航，让大众更加关注基础疾病的治疗，提高机体免疫力。在为患者答疑解惑的同时，也传递了重要的健康理念。

本丛书秉承上海科学技术文献出版社曾经出版的"挂号费"丛书理念，作为医学科普读物，为广大读者详细介绍了各类常见疾病发病情况，疾病的预防、治疗，生活中的饮食、调养，疾病之间的关系，治疗的误区，患者的日常注意事项等。其内容新颖、系统、实用，适合患者、患者家属及广大群众阅读，对医生临床实践也具有一定的参考价值。本丛书版式活泼大气、文字舒展，采用一问一答的形式，逻辑严密、条理清晰、方便阅读，便于读者理解；行文深入浅出，对晦涩难懂的术语采用通俗表达，降低阅读门槛，方便读者获取有效信息，是可以反复阅读、随时查询的家庭读物，宛若一位指掌可取的"家庭医生"。

本丛书诚邀上海各三甲医院专科医生担任主编撰稿，每册书十万余字，一病一书，精选最为常见和患者最为关心的内容，删繁就简，避免连篇累牍又突出重点。本套"健康中国·家有名医"丛书在 2020 年出版了第一辑 21 册，现在第二辑 27 册也顺利与广大读者见面了。

这是一份送给社会和大众的健康礼物，看到丛书出版，我甚是欣慰。衷心盼望丛书可以让大众更了解疾病、更重视健康、更懂得未病先防，为健康中国事业添砖加瓦。

2022 年 10 月

目　录

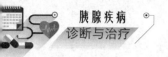

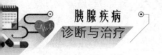

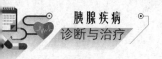

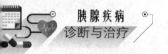

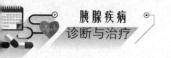

有关胰腺的基本常识

胰腺最早是被古希腊解剖学家赫罗菲拉斯(Herophilus)发现,并描述为一个独立器官的。数百年后,另一位古希腊解剖学家卢夫斯(Ruphos)将其命名为希腊语 πάγκρεας 翻译成英文为 pancreas,其中 pan 为全部(all), creas 为肉(flesh)的意思。胰腺为人体内仅次于肝脏的第二大腺体,是内外分泌混合腺。外分泌部占腺体的绝大部分,属于消化腺,分泌胰液并经导管排入肠腔,主要起消化食物的作用。内分泌部是散在分布于外分泌部之间的胰岛,分泌胰岛素、胰高血糖素、生长抑素等激素进入血液或淋巴,主要参与糖代谢的调节。

胰腺在腹腔的什么位置

胰腺位于腹膜后位,位置较深,在第 1、2 腰椎水平横贴于腹后壁,从右向左横跨第 1、2 腰椎的前方。人的胰腺头颈部与十二指肠相连,质软、外观呈淡红色,形状扁平细长。

胰腺的大体形态如何? 相邻器官有哪些

胰腺呈长条形,质软,淡红色。长 10～12 cm,宽 3～5 cm,厚

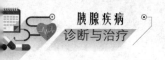

1.5～2.5 cm,重 75～125 g,分头、颈、体、尾 4 部。胰头较膨大,位于第 2 腰椎右侧,被"C"形十二指肠围绕,后面与胆总管、门静脉相邻。胰颈位于胰头与胰体之间的狭窄扁薄部分。胰体位于胰颈与胰尾之间,占胰腺的大部分,约位于第 1 腰椎平面,其后紧贴腰椎体,并与下腔静脉、腹主动脉、左肾和左肾上腺相邻,前面隔网膜囊与胃后壁相邻,上缘有脾血管穿过。胰尾为伸向左上较细的部分,紧邻脾门。在胰腺的实质内,贯穿胰腺全长的排泄管称胰管,它与胆总管汇合后,共同开口于十二指肠大乳头。

胰腺的小叶和导管结构特点是什么

1. 腺泡

腺泡占胰腺的 80%～85%,呈泡状或葡萄串状,是外分泌腺的功能单位。每个腺泡由 40～50 个腺泡细胞组成,它们都具有典型的浆液性细胞的形态特点。腺泡细胞质在 HE 染色切片中呈明显的嗜酸性,这主要源于其分泌产生的各种消化酶酶原颗粒,如胰蛋白酶原、胰糜蛋白酶原、胰淀粉酶、胰脂肪酶、核糖核酸酶等,它们被分泌到消化道后能消化食物中的各种营养成分。腺泡细胞核位于细胞的基底部,核较大,圆形,包含 1～2 个核仁。腺泡腔面还可见一些较小的扁平或立方形细胞,胞质染色淡,细胞核圆或卵圆形,称泡心细胞。腺泡通过泡心细胞与导管系统相连接,泡心细胞是胰腺导管的闰管深入到腺泡内的部分,衬于腺泡腔的内表面。

2. 导管

胰腺导管类似树状结构。与腺泡泡心细胞相连接的细而长的胰腺导管称为闰管,为单层扁平细胞。腺泡的闰管汇合后形成由单层立方上皮组成的小叶内导管。小叶内导管汇集在小叶间结缔组织形成单层立方上皮或单层柱状上皮的小叶间导管。由许多小叶间导管汇合成主导管,主导管为单层柱状上皮,上皮间有杯状细胞,并偶有散在的内分泌细胞。主导管在胰头部与胆总管汇合,开口于十二指肠乳头。导管的主要功能是分泌胰液及将腺泡分泌的酶原颗粒运输到十二指肠。成人每天分泌 1~2 L 胰液,胰液为碱性液体,pH 7.8~8.4,含多种消化酶和丰富的电解质,是最重要的消化液。

什么是胰腺导管系统的变异

主胰管,直径 2~3 mm,横贯胰腺全长,由胰尾行至胰头,沿途接纳小叶间导管。约 85% 的人胰管与胆总管汇合形成共同通道,下端膨大部分称 Vater 壶腹,开口于十二指肠乳头,其内有 Oddi 括约肌。一部分虽有共同开口,但两者之间有分隔,少数人两者分别开口于十二指肠。这种共同开口或共同通道是胰腺疾病和胆道疾病互相关联的解剖学基础。

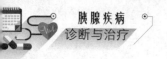
什么是胰腺的内分泌细胞

胰岛为胰腺的内分泌部,是呈小岛状散在分布于外分泌腺泡之间的内分泌细胞团。成年人胰腺内的胰岛有 $(1\sim2)\times10^6$ 个,约占胰腺总体积的 1%。胰岛内分泌细胞按形态学特征及分泌的激素分类至少有 5 种细胞:分泌胰高血糖素的 α 细胞,约占胰岛细胞总数的 $15\%\sim20\%$;分泌胰岛素的 β 细胞,占 $60\%\sim80\%$;分泌生长抑素的 δ 细胞,占 $5\%\sim10\%$;分泌胰多肽的 PP 细胞数则很少,近年又新发现了 ϵ 细胞。

胰液的成分和作用有哪些

胰液是无色无臭的碱性液体,pH 为 $7.8\sim8.4$,渗透压与血浆大致相等。人每日分泌的胰液量为 $1\sim2$ L。

胰液中含有无机物和有机物。在无机成分中,HCO_3^- 的含量很高,它是由胰腺内的小导管细胞分泌的。除 HCO_3^- 外,占第二位的是 Cl^-。胰液中的正离子有 Na^+、K^+、Ca^{2+} 等。胰液中的有机物主要是蛋白质,含量从 $0.1\%\sim10\%$ 不等。胰液中的蛋白质主要是多种消化酶,由胰腺细胞分泌,主要包括胰淀粉酶、胰脂肪酶、胰蛋白酶、糜蛋白酶等。胰液中由于含有水解糖、脂肪和蛋白质三类营养物质的消化酶,因而是最重要的消化液。

1. 糖类消化酶

（1）胰淀粉酶：它不需要激活就具有活性，对生的或熟的淀粉的水解效率都很高，可将淀粉分解为 α-糊精、麦芽寡糖和麦芽糖，其作用的最适宜 pH 为 6.7～7。

（2）胰麦芽糖酶：分解麦芽糖为葡萄糖。

（3）胰蔗糖酶：分解蔗糖为葡萄糖和果糖。

（4）胰乳糖酶：分解乳糖为葡萄糖和半乳糖。

2. 蛋白消化酶类

胰液中的蛋白分解酶分为内切酶与外切酶。内切酶有胰蛋白酶和糜蛋白酶 A、B，其作用于蛋白质结构内部的肽链，使其降解为较小分子的多肽。外切酶包括羧肽酶 A、B 和亮氨酸肽酶，其作用于经过胰蛋白酶分解后形成的多肽末端处的肽链，最后蛋白质被消化成氨基酸、二肽和三肽。而二肽和三肽又经过肠黏膜细胞刷状缘的二肽酶和三肽酶分解为氨基酸，进入小肠黏膜上皮细胞。包括以下几种。

（1）胰蛋白酶原：胰腺分泌的为无活性的胰蛋白酶原，在胃酸及肠激酶的作用下，迅速转化为具有活性的胰蛋白酶，同时胰蛋白酶及组织液也能使胰蛋白酶原活化。胰蛋白酶可将蛋白质分解为腙和胨，另外，还能激活或转化为其他的蛋白质激化酶类。

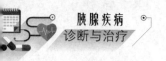

(2) 糜蛋白酶原:胰腺分泌的无活性的糜蛋白酶原在胰蛋白酶的作用下,转化为有活性的糜蛋白酶,可将蛋白质分解为䏡和胨。若与胰蛋白酶同时作用于蛋白质时,则可将蛋白质水解为小分子的多肽和氨基酸。糜蛋白酶还有较强的凝乳作用。

(3) 氨基肽酶原和羧基肽酶原:两者均被胰蛋白酶激活,氨基肽酶在肽链的 N 端将多肽水解为氨基酸。而羧基肽酶在肽链的 C 端将多肽水解为氨基酸。

(4) 弹性蛋白酶原和胶原酶:在胰蛋白酶的作用下,弹性蛋白酶原被激活,弹性蛋白酶和胶原酶可分别水解结缔组织中相应的蛋白纤维。

(5) 核糖核酸酶及脱氧核糖核酸酶:它们分别使相应的核酸部分水解为单核苷酸。

(6) 胰血管舒缓素原:在胰蛋白酶的作用下转变为胰血管舒缓素,此酶可将血中激肽原分解为具有活性的激肽。胰蛋白酶还能将激肽原分解为缓激肽。这些激肽能扩张血管,增加血管通透性,致使血压下降。

3. 脂肪类消化酶

(1) 脂肪酶:是一种甘油酸酯水解酶,它可分解甘油三酯为脂肪酸、甘油一酯和甘油。最适宜的 pH 为 7~9。在胆盐的协同下可增强其活性。

(2) 磷脂酶 A:胰液中的磷脂酶 A 被胰蛋白酶和胆酸激活,磷脂酶 A_2 水解卵磷脂为溶血卵磷脂,溶血卵磷脂能破坏细胞膜结构,急性胰腺炎患者血清中磷脂酶 A_2 水平升高。

(3) 胆固醇酯酶:可将胆固醇酯水解为胆固醇和脂肪酸。

胰岛是由内分泌细胞组成的球形细胞团,散布于腺泡之间,在 HE 染色中,胰岛细胞着色浅淡,极易鉴别。成人胰腺有 17～200 万个胰岛,约占胰腺总体积的 1%。胰岛在胰尾部较多,呈团索状分布,细胞间有丰富的有孔毛细血管,胰岛细胞分泌的激素借此可以直接入血。

胰岛的直径从 75 mm 到 500 mm 不等,大的有几百个细胞,小的只有 10 多个细胞。在人胰腺腺泡或导管上皮中偶尔可见单个胰岛细胞,但在啮齿类动物的正常胰腺中,这些散在分布的单个内分泌细胞并不多见。胰岛的主要细胞类型是 α、β、δ 和 PP 细胞,近年又发现了 ε 细胞。

(1) α 细胞:又称 A 细胞,占胰岛细胞总数的 15%～20%,细胞体积较大,常呈多边形,多分布于胰岛周边部,其主要功能是分泌胰高血糖素(glucagon),促进糖原分解为葡萄糖,并抑制糖原合成,使血糖升高。

(2) β 细胞:又称 B 细胞,占胰岛细胞总数的 60%～80%,大部分位于胰岛中央部;其主要功能是分泌胰岛素(insulin),主要促进肝细胞、脂肪细胞等细胞吸收血液内的葡萄糖,合成糖原或转化为脂肪贮存。故胰岛素的作用与胰高血糖素相反,可使血糖降低。胰岛素和胰高血糖素的协同作用能保持血糖水平处于动态平衡。若 β 细胞功能发生障碍,胰岛素分泌不足,可致血糖

升高,并从尿中排出,即为糖尿病。胰岛 β 细胞肿瘤或细胞功能亢进,则胰岛素分泌过多,可导致低血糖症。

(3) δ 细胞:又称 D 细胞,占胰岛细胞总数的 5%～10%,分布于胰岛周边部的 α 和 β⁺ 细胞之间,其主要功能是分泌生长抑素(somatostatin),能够抑制和调节 α、β 或 PP 细胞的分泌活动。

(4) PP 细胞:数量很少,主要存在于胰岛的周边部,另外,还可见于外分泌部的导管上皮内及腺泡细胞间。PP 细胞质内也有分泌颗粒,为胰多肽(pancreatic peptide),它有抑制胃肠运动和胰液分泌及减弱胆囊收缩等作用。

(5) ε 细胞:也称为 e 细胞。2002 年,Wierup 等人发现胰岛中存在一种新的细胞类型,一般呈单个分布在胰岛周边,并且不与胰高血糖素、胰岛素、生长抑素和胰多肽等任何一种已知的经典胰岛内分泌激素共表达。ε 细胞分泌的脑肠肽(ghrelin)对胰岛 β 细胞功能具有抑制调节效应。

(田宏扬)

胰腺疾病的常见症状和体征

不同胰腺疾病的腹痛各有什么特点 ⊃

急性胰腺炎为急性腹痛,腹痛剧烈,起始于中上腹,疼痛可偏重于右上腹或左上腹,可放射至背部,常伴随恶心、呕吐,恶心呕吐后腹痛无法缓解。腹部查体可有压痛,若为水肿性胰腺炎时,压痛只限于上腹部,常无明显肌紧张,出血坏死性胰腺炎压痛明显,并有肌紧张和反跳痛,范围较广或累及全腹。

慢性胰腺炎主要是上腹部正中或偏左有持续性隐痛或钝痛,发作时疼痛剧烈,夜间疼痛加重,疼痛可向腰背部或左肩放射等。

胰腺癌的腹痛不明显,早期胰腺癌因病灶较小且局限于胰腺内,可无任何症状。随病情进展,肿瘤逐渐增大,累及胆囊、胰管及胰周组织时,方可出现上腹部不适及隐痛。

如何鉴别胰腺疾病与腰痛 ⊃

急性胰腺炎时腹痛可放射至背部,累及全胰腺时呈腰带状

向腰背部放射痛。慢性胰腺炎半数以上病例可有腰背部放射痛。对于胰腺癌的患者而言,腰背痛提示肿瘤已经侵犯到腹膜后的神经丛,甚至转移到腹膜后的淋巴结。一般在消化科经常会碰到这类患者,患者会告知医生肚子特别痛,后背也痛,这时医生就要高度警惕,其后背痛是不是因为胰腺癌甚至晚期胰腺癌所造成。其特点是夜间痛非常明显,特别是卧位时更加明显,起身或者坐起来往前倾,可能会缓解。这主要是因为患者躺下去后,肿块或者淋巴结压迫神经瘤而造成疼痛。夜间痛是因为白天工作或者做事情会分散注意力,晚上夜深人静的时候疼痛感觉会更加明显。所以一旦有腰背痛,即使之前没有诊断过胰腺疾病,也一定要到医院来就诊。肌肉、骨骼、腰椎等所致的腰痛一般与活动有关。

胰腺疾病为什么易出现黄疸

胰腺与胆道系统关系密切,解剖上相互毗邻,人群中有80%左右的人胰管与胆总管汇合成共同通道开口于十二指肠壶腹部。胰腺疾病时由于胰头部病变压迫胆总管,极有可能导致胆总管受到压迫,使得胆汁的排泄受到阻碍,从而引发黄疸。胆源性胰腺炎,胆总管因结石、蛔虫、感染等造成梗阻是导致胰腺炎和黄疸的共同原因。阻塞性黄疸是胰头癌最突出的表现,发生率在90%以上。而早期胰体、胰尾肿瘤可无黄疸。

胰腺疾病时黄疸有什么特点

急性胰腺炎时黄疸一般在发病的第2～3天出现,几天后就会消退,大部分是由于胰头部炎症水肿压迫胆总管所致,无须特殊治疗,待胰腺炎好转后黄疸自然消退。胆源性胰腺炎如果胆道的梗阻不解除,黄疸会持续加深,同时胰腺炎也不能好转。如果黄疸在胰腺炎发病后的1～2周出现,多是由于急性胰腺炎出现胰腺假性囊肿或胰腺脓肿等并发症压迫胆总管所致。胰头癌黄疸通常呈持续性且进行性加深,完全梗阻时,大便可呈陶土色,皮肤黄染可呈棕色或古铜色,伴瘙痒。黄疸的严重程度和患者胰腺病变的轻重程度有着极为密切的联系。因此,胰腺病变而发生黄疸的患者,首先要查看胰腺病变是良性病变还是恶性病变。

如何鉴别肝性黄疸与胰性黄疸

肝性黄疸和胰性黄疸的病因不同,前者是由于肝脏疾病或肝损伤导致的黄疸,胰性黄疸主要是由于胰头部病变压迫胆总管而引起的阻塞性黄疸。肝性黄疸总胆红素、直接胆红素、间接胆红素都会升高,而胰性的黄疸主要以总胆红素、直接胆红素的升高为主。因为肝性黄疸主要表现为肝细胞对胆红素的摄取、合成、排泄相关的功能障碍,所以直接胆红素和间接胆红素都会

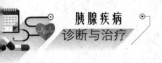

升高。而胰性黄疸主要是表现在胆汁的排泄出现障碍，是以直接胆红素升高为主。此外，影像学的检查中肝性黄疸会出现肝脏的异常病变，如急性肝炎、肝硬化等，而胰性黄疸在影像学上表现为胰腺病变及胆管扩张的相关改变。

常出现发热的胰腺疾病种类有哪些

急性胰腺炎初期常呈中度发热(38 ℃左右)，合并胆管炎者可伴寒战、高热。胰腺坏死伴感染时，高热为主要症状之一。慢性胰腺炎如果伴有感染坏死，也会出现高热的情况。

胰腺癌出现发热存在两种情况，一种为低热，另外一种为高热，低热需要考虑为癌性发热的情况，而高热需要考虑为感染导致的情况。

胰腺疾病发热经常伴随哪些其他症状

胰腺炎出现发热时常伴有腹痛，多位于上腹部，呈束带状放射至腰背部，可有腹部压痛、肌紧张、反跳痛，伴随恶心、呕吐等症状。急性胰腺炎往往伴随腹腔感染，尤其是重症急性胰腺炎，可继发呼吸道、泌尿道、胆道等部位的感染，若严重感染发生扩散则可以引起败血症。后期因患者抵抗力低下，且大量使用抗生素，容易并发真菌感染。胰腺癌患者出现癌性低热时常同时伴有乏力、黄疸、消瘦等症状。

易导致便秘和腹泻的胰腺疾病有哪些

胰腺假性囊肿,由于囊肿压迫胃肠道及胰腺外分泌不足,可引起便秘。胰腺癌或壶腹周围癌时,癌肿压迫胆总管致胆汁排出受阻,常有食欲缺乏、腹胀、腹泻和便秘。

一般慢性的胰腺疾病,比如慢性胰腺炎或者是胰腺肿瘤,可引起胰性腹泻。

胰腺疾病腹泻有什么特点

胰性腹泻表现为脂肪泻,进食油腻食物之后症状明显,大便上面可以漂浮油花样物质。慢性胰腺炎、胰腺癌、胰腺囊性纤维性变等,由于缺乏各种消化酶以及脂肪的乳化障碍,均可造成糖类、脂肪及蛋白质在空、回肠内的消化、吸收障碍,使肠腔内容物处在高渗状态下,进而导致腹泻。

易导致呕吐的胰腺疾病有哪些

胰腺癌到中晚期时,会出现呕吐症状,主要是由于肿块压迫

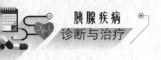

到胃肠道,或肿瘤转移至胃肠道时引起。

急性胰腺炎可引起恶心、呕吐和剧烈腹部疼痛,特别是大量饮酒和进食油腻食物后症状加剧。此时应去医院查血淀粉酶,若血淀粉酶升高的话基本可以诊断为急性胰腺炎。

胰腺疾病患者为何会消瘦

消瘦是好几种胰腺疾病患者的共同点,也是实体器官癌变共有的恶病质表现。但是胰腺癌和其他癌症类型也有不同之处,因为其他癌症造成的消瘦,基本都出现在了病情的中晚期。而胰腺癌患者在早期就可出现不同程度的消瘦,甚至短短一个月的时间,就可减少原始体重的10%左右。这是因为胰腺功能被破坏,癌肿持续增长,影响到了胰液分泌、胆汁正常流出,再受到胰岛功能被破坏的影响,患者消化功能不仅会越来越差,还可能合并症状性高血糖,继而出现消瘦。慢性胰腺炎时,因消化、吸收功能受到影响,也会导致体重下降。

胰腺癌为什么会引起上消化道出血

由于胰腺癌导致的胃肠道肿胀和糜烂可引起呕血和黑便,表现为长期、反复、少量的呕血和黑便。另一方面,肿瘤侵入周围的腹主动脉和其他血管,造成短时间的大出血,其特点是突然出现严重的腹痛、血压下降和其他休克症状。第三个原因是胰腺癌患者引起严重黄疸,导致弥漫性血管内凝血。

如何鉴别胰腺实性包块与囊性包块

胰腺肿块并不一定是胰腺癌,根据良恶性程度的不同,胰腺肿块有以下几种疾病,常见的为胰腺假性囊肿,是最常见的胰腺囊性病变,多继发于急性或慢性胰腺炎。第二个就是胰腺囊性肿瘤,包括胰腺的浆液性囊腺瘤,是一种良性的肿瘤,常见于中老年女性。其次就是胰腺癌,胰腺癌是一种发病隐匿、进展迅速、治疗效果较差的消化道恶性肿瘤。主要表现为上腹部胀痛,黄疸,消化道症状和消瘦、乏力等。其他的疾病可见于壶腹部周围癌,就是位于壶腹部胆总管下段和十二指肠的肿瘤,一般也会表现为胰腺的肿块。

其他可见于胰腺神经内分泌肿瘤,如胰岛素瘤、胃泌素瘤、胰高血糖素瘤、血管活性肠肽瘤等,这些都是实性肿块。

（田宏扬）

诊断胰腺疾病常做的检查

胰腺疾病患者血糖会有哪些变化

胰腺是人体重要的消化器官,同时又是一个重要的内分泌腺。胰腺中散在分布的胰岛细胞能分泌多种激素进入血液,其中参与葡萄糖代谢的有两类激素:β细胞分泌的胰岛素和α细胞分泌的胰高血糖素。

胰岛素是人体内唯一降低血糖的激素。当胰腺发生病变累及胰岛时,引起胰岛素分泌减少或胰高血糖素分泌过多,会引起血糖波动,可能并发糖尿病。急性胰腺炎时,由于胰岛素释放减少、胰高血糖素释放增加、胰腺坏死,急性应激反应会引起血糖升高。慢性胰腺炎引起胰腺β细胞破坏,半数患者可发生糖尿病。胰腺癌患者30%以上空腹或餐后血糖升高,50%患者糖耐量试验异常。所以患有胰腺疾病时要注意监测血糖。

胰腺疾病患者肝功能会有哪些变化

胰腺疾病患者的肝功能会发生变化。急性胰腺炎时,由于胆道梗阻、肝损伤,会引起总胆红素、谷丙转氨酶(ALT)、天冬氨酸转氨酶(AST)升高,由于大量炎性渗出、肝损伤,会出现白蛋白下降。对于伴有肝功能异常的急性胰腺炎患者,动态监测 ALT、AST 的变化有助于病因的判定。尤其对于转氨酶水平 2～4 天明显下降的患者,应高度怀疑胆道系统疾病导致胰腺炎的可能。急性胰腺炎患者尤其是胆源性急性胰腺炎多合并肝功能异常。对于轻型急性胰腺炎,肝功能异常越明显越应首先考虑胆源性;对于重型急性胰腺炎,ALT、AST 对胰腺炎病因预测价值不大,而碱性磷酸酶、谷氨酰转肽酶则更为敏感。需要提醒的是,肝功能损伤的程度尤其是转氨酶活性的高低与急性胰腺炎程度无关。

对于胰腺癌患者发生胆汁淤积性黄疸时,以血清总胆红素增高为突出表现,且以直接胆红素增高为主,ALT 轻度至中度增高,且多保持稳定,很少下降。

胰腺疾病为何要做血、尿、粪常规检查

相信大多数人对血、尿、粪三大常规检查并不陌生,它们是最基本的实验室检查项目。这三大常规检查对于胰腺疾病的诊断同样具有重要意义。

血常规检查:急性胰腺炎时,由于炎症或感染,白细胞往往升高,C 反应蛋白＞150 mg/L。胰腺癌患者可发现贫血。

尿常规检查:急性胰腺炎会导致休克、肾功能不全,引起尿素氮、肌酐升高。胰腺癌可出现尿糖,重度黄疸时尿胆红素呈阳

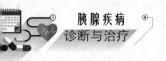

性,尿胆原呈阴性。

粪常规检查:胃、肠、胰腺有炎症或功能紊乱时,因分泌、渗出、肠蠕动异常及消化吸收不良而粪便量增加。正常粪便中偶见淀粉颗粒和脂肪小滴。在病理情况下粪便中会出现较多的各种食物残渣。

(1)淀粉颗粒:腹泻患者的粪便易见之,尤其在慢性胰腺炎、胰腺外分泌功能不全时明显增多。

(2)脂肪小滴:肠蠕动亢进、腹泻患者特别是胰腺外分泌功能不全的患者粪便中脂肪小滴明显增多。

(3)肌肉纤维:正常人进食大量肉类后粪便中可见到少许肌肉纤维,胰腺外分泌功能不全时还可见到纵横肌纤维,甚至看到横纹肌细胞核。该征象可作为胰腺外分泌功能不全的筛查检查。

胰腺癌患者可出现粪便隐血阳性,重度黄疸时粪便可呈灰白色,粪胆原减少或消失。

胰腺肿瘤的标志物检测有哪些

临床上对胰腺癌患者进行诊断时,各种肿瘤标志物是常见的检测指标,目前一些常用胰腺癌肿瘤标志物如 CA199、CA-50、CA-242、CEA 等,对诊断肿瘤发生及监测预后、复发起到了重要作用。各种标志物对胰腺癌虽有一定的阳性意义,但均不具备高度特异性。其中 CA19-9 是最有诊断价值且应用最广泛的肿瘤相关抗原,被称为胰腺癌诊断的"黄金标记物"。单独检测 CA199 的敏感性约为 80%,但其特异性较癌胚抗原(carcinoembryonic antigen, CEA)和 CA242 低,联合检测癌胚抗原和 CA242 则可使其特异性提高到 92%。因此,目前多联合其他肿瘤标记物检测以提高诊断的敏感性和特异性。

现实生活中,不少人一旦看到肿瘤标志物指标超过正常范围值就吓得不轻。那么,肿瘤标志物查的到底是什么? 它的指标高低又有什么意义呢?

肿瘤标志物其实就是一类应用科学方法检测存在于血液、细胞、组织或体液中的物质,这种物质与肿瘤可能有关。肿瘤标志物确实可以从一定程度上反映肿瘤的存在,而且某些肿瘤标志物的高低还能反映肿瘤分期的早晚和肿瘤负荷的大小。但目前为止还没有一个肿瘤有非常特异的达到 100% 的标志物,换句话说,没有一项肿瘤标志物能 100% 查出肿瘤患者。

既然是查肿瘤的指标,一旦指标超常,总是会让人特别紧张,有些人甚至一看到指标不正常就直接把自己和癌症挂钩。需要和大家说明一点,肿瘤标志物确实有预警作用,但不能作为肿瘤的主要诊断依据。体检时受检者肿瘤标志物高不一定有肿瘤,其筛查意义在于提示作用,肿瘤标志物升高也可见于非肿瘤疾病。换个角度来说,患有肿瘤,肿瘤标志物也不一定高。肿瘤的诊断不能单独依靠肿瘤标志物的检查,只有持续观察肿瘤标志物的动态变化才能作为判断依据。比如如果之前有肿瘤相关的病史,或者在随后的跟踪检查中发现肿瘤标志物

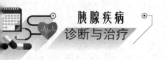
持续升高,那么应提高警惕,需要进一步进行 CT、B 超等检查,特别是要通过病理检查才能明确诊断。

胰腺内、外分泌功能检查有哪些

　　胰腺为混合性分泌腺体,由外分泌腺体和内分泌腺体两部分组成,所以胰腺主要有内分泌和外分泌两大功能。内分泌主要成分是胰岛素、胰高血糖素,其次是生长激素释放抑制激素、肠血管活性肽、胃泌素等;外分泌主要成分是胰液,内含碱性的碳酸氢盐和各种消化酶,其功能是中和胃酸,消化糖、脂肪和蛋白质。检查胰腺内、外分泌功能的变化,对胰腺疾病的诊断有一定参考价值。

　　血糖测定、糖耐量试验、血胰岛素及 C-肽水平等可反映胰腺内分泌功能,对慢性胰腺炎和胰腺癌的诊断有一定帮助。多数胰腺癌时血糖水平可呈糖尿病曲线变化,胰岛素反应降低,C-肽明显降低。慢性胰腺炎时胰腺内分泌功能测定如下。

　　(1) 血清缩胆囊素(cholecystokinin, CCK):可较正常明显增高。

　　(2) 血浆胰多肽(PP)测定:血浆 PP 水平明显下降。

　　(3) 血浆胰岛素测定:空腹血浆胰岛素水平大多正常,口服葡萄糖、静脉注射胰岛素后不上升者,提示胰腺内胰岛素储备减少。

　　胰腺外分泌功能测定如下。

（1）直接刺激试验：应用 Dreiling 管引流十二指肠液进行胰液量、胰酶及碳酸氢钠的测定，甚至细胞学检查。通过大量实验室统计，急、慢性胰腺炎或胰头癌均有不同程度的胰液量、碳酸氢钠及淀粉酶的分泌量减少。

（2）间接刺激试验：可用 Lundh 试餐试验或 BT-PABA 试验，Lundh 试餐后十二指肠液中胰蛋白酶浓度＜6 IU/L，BT-PABA 试验时从尿中测得 PABA 排出率较正常为低，对慢性胰腺炎和胰腺癌的诊断较有参考价值。

为何胰腺疾病要做彩超检查

胰腺超声是一种能无创显示胰腺的影像学检查，经济简便，是胰腺的常规检查方法。胰腺超声检查主要用于：①确定胰腺内占位病变，并提供定性、定位诊断；②了解胰腺内部结构及胰腺周围有无积液，帮助临床诊断胰腺炎及判断胰腺炎治疗效果。

1. 急性胰腺炎

超声可见胰腺弥漫性均匀性增大或局限性增大，形态饱满，边界常不清楚。胰腺内部回声明显减低似无回声暗区，主胰管显示不清或轻度扩张，坏死性胰腺炎时常伴有胰腺周围积液。根据超声声像图特征很容易诊断急性胰腺炎，但急性胰腺炎往往伴有胃肠道内大量积气，并且患者上腹部剧烈疼痛时往往排斥超声探头的探查，使胰腺显示困难，从而影响超声诊断。对于

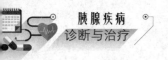

轻度水肿型胰腺炎,因为声像图更接近正常而给超声诊断带来困难,临床容易漏诊。

局限性肿大的急性胰腺炎需要与胰腺癌鉴别。二者单从声像图很难作鉴别诊断,但结合病史及淀粉酶检查可作出诊断。急性胰腺炎与胃穿孔、肠梗阻等急腹症鉴别,总体来讲,三者鉴别较难,但有时可以通过观察膈下游离气体、节段性肠腔积液及胆总管扩张、结石来做鉴别诊断。

2. 慢性胰腺炎

胰腺大小正常、轻度增大或缩小,胰腺边界不整齐,内部回声多增强,分布不均匀,常有不规则低回声或高回声团块。主胰管呈囊状或串珠状扩张。胰管内有时有增强回声,后方伴声影,为胰管结石。如胰腺局部及周围出现无回声暗区,表明有假性囊肿形成。超声诊断慢性胰腺炎,特别是仅表现为胰腺回声增强的慢性胰腺炎较为困难,但当伴有胰管结石及扩张时,则超声诊断慢性胰腺炎的价值大为增长。

慢性胰腺炎主要是与胰腺癌鉴别。虽然二者常难以鉴别,但通过观察肿块边界浸润情况,肝、后腹膜有无转移及动态随访观察肿块变化情况,有部分还是可以鉴别诊断的。伴有假性囊肿形成的慢性胰腺炎常需鉴别囊肿的来源。

3. 胰腺癌

超声可见胰腺癌所在部位的胰腺内出现低回声肿块,边界不整齐,轮廓不清晰,肿瘤常向周围组织呈蟹足样浸润。肿瘤较大时,癌瘤中心产生液化、坏死而呈混合性肿块。超声对于肿块大于 1 cm 并向胰腺外突出的胰腺癌诊断的正确率较高,但对于肿块小于 1 cm 且不向胰腺外突出的胰腺癌,尤其是胰腺钩突癌、胰体、尾癌诊断的敏感性和特异性均较差。由于胰头癌在整个胰腺癌中占 3/4,故超声可作为诊断及早期胰腺癌筛选的首选方法之一,但当临床医生高度怀疑胰腺癌可能时,超声诊断没有看到异常,也需要进一步诊查,以免漏诊。胰腺癌需与慢性胰腺炎、胰腺胰岛细胞瘤及腹膜后肿块鉴别。

胰腺疾病要做 CT 检查吗

胰腺 CT 检查主要用于诊断临床怀疑胰腺肿瘤、寻找梗阻性黄疸的病因、探查胰腺炎及其并发症。CT 平扫有助于确定有无胰腺炎、胰周炎性改变状态及有无胸、腹腔积液;增强 CT 有助于确定胰腺坏死程度,一般宜在起病 1 周左右进行。腹部增强 CT 是确诊急性胰腺炎的标准影像学检查手段,优于其他方法。然而 CT 检查存在辐射、造影剂不良反应及过敏等问题,尤其是病重患者不能搬动时或肾功能不良时无法进行此项检查。对于慢性胰腺炎,CT 可显示胰腺增大或缩小、轮廓是否规则、胰腺钙化、胰管扩张或胰腺假性囊肿等改变,自身免疫性胰腺炎时胰腺呈"腊肠样"肿胀或胰头局部结节样占位,主胰管局部狭窄。CT 能够显示>2 cm 的胰腺癌,增强扫描时多呈低密度肿块,胰腺弥漫或局限性肿大、胰周脂肪消失、胰管扩张或狭窄,可见大血管受压、淋巴结或肝转移等征象。

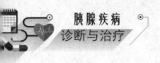

胰腺疾病要做 MRI 和 MRCP 检查吗

　　磁共振成像（MRI）是另一种非侵入性的影像学检查方法，不具有放射性，扫描时间稍长，价格较高。CT 对慢性胰腺炎发生的钙化比较敏感，但 MRI 可更好地显示导管内的结石、肿物及胰管的梗阻情况。此外，MRI 在显示慢性胰腺炎的解剖变异及胰性积液方面也存在优势。慢性胰腺炎时 MRI 可显示胰腺增大或缩小、轮廓不规则、胰腺钙化、胰管不规则扩张或胰腺假性囊肿等改变。IgG4-AIP（自身免疫性胰腺炎）胰腺呈"腊肠样"肿胀或胰头局部结节样占位，主胰管局部狭窄。MRI 检查也有助于评价胰腺癌病灶转移情况。

　　磁共振胰胆管成像（magnetic resonance cholangiopancreatography, MRCP）是近年发展起来的一种非侵入性胰胆管成像技术，具有无创伤、无严重并发症、检查时间短等特点，不需注入造影剂，无 X 射线损害，能够清楚显示胆管及胰管情况，可显示胰管扩张的程度和结石位置，并能明确部分慢性胰腺炎的病因。MRCP 近年来已逐渐取代诊断性的经内镜逆行胰胆管造影（endoscopic retrograde cholangiopancreatography, ERCP）在慢性胰腺炎中的作用，对胰腺癌的诊断率与 ERCP 相仿。良、恶性病变均可引起主胰管和胆总管的扩张，即双管征，但更多情况下是恶性肿瘤所致。胰腺癌 MRCP 可表现为主胰管截断伴远端胰管的扩张或不扩张，或肿瘤段胰管狭窄并有管壁的不规则改变。

什么是 PET-CT 检查

正电子发射计算机断层显像(positron emission tomography-computed tomography, PET-CT)将 PET 与 CT 完美融为一体,由 PET 提供病灶详尽的功能与代谢等分子信息,而 CT 提供病灶的精确解剖定位,一次显像可获得全身各方位的断层图像,具有灵敏、准确、特异及定位精确等特点,可一目了然地了解全身整体状况,达到早期发现病灶和诊断疾病的目的。PET-CT 一次检查就可准确判断大多数肿瘤的良恶性、是否有转移,避免了多种检查延误疾病诊断或者制订错误的治疗方案;可准确对肿瘤进行分期,评价治疗效果,减少不必要的治疗方法和剂量;能准确判定肿瘤治疗后的复发,虽单一检查费用略高,但实际上避免了不必要的手术、放化疗和住院,总体性价比高。

PET-CT 对于发现远处转移病灶较单纯的 CT 和 MRI 更具有优势,其在胰腺癌的诊断、分期、疗效评价、复发监测等方面有重要作用。对可疑胰腺癌患者行 PET-CT 显像,不仅能较好地明确诊断,还能更好地排除胰腺恶性病变,减少不必要的剖腹探查风险。对于小胰腺癌(病灶直径≤2 cm)等密度或形态改变不明显的胰腺癌而言,增强 CT 或增强 MRI 由于增强或强化后病灶与正常胰腺组织差别不大,易出现漏诊,PET-CT 能较增强 CT、增强 MRI 更准确、更早期地鉴别小胰腺癌与良性病灶。另外,PET-CT 在诊断胰周淋巴结病变方面较增强 CT、增强 MRI

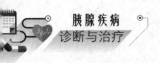

具有更高的灵敏度。

EUS 对胰腺疾病诊断有什么意义

超声内镜(endoscopic ultrasonography, EUS)检查能够对胰腺进行近距离动态扫查,可清晰观察胰腺及周围组织的细微结构,在胰腺疾病诊断中有独到优势。对于急性胰腺炎,EUS 检查可明确胆源性胰腺炎,诊断胆总管结石的灵敏度和特异度高,对微小结石的诊断要明显优于经腹 B 超、CT 及 MRCP。EUS 能准确指导疑似急性胆源性胰腺炎的患者是否需行经内镜逆行胰胆管造影,避免相关的并发症。

EUS 由于探头更接近胰腺组织,对慢性胰腺炎和胰腺癌均可提供更为准确的信息。对慢性胰腺炎,EUS 检查可以清晰显示胰腺实质,可见主胰管有不同程度的扩张或狭窄,或出现胰管结石,或出现胰腺实质不均匀、边缘不规整等。EUS 检查能够分辨直径 2~3 mm 的胰腺病灶及病灶与周围毗邻血管的关系,在胰腺癌早期诊断中具有明显优势。与其他影像学检查相比,EUS 还能为胰腺癌分期和治疗决策提供准确依据,其对于小胰腺癌分期的准确率要高于 CT 和 MRI,是目前评价肿瘤侵袭腹腔血管和淋巴结情况最为有效的方法。胰腺癌 EUS 图像呈局限性低回声区,回声不均,肿块边缘凹凸不规整,结合细针穿刺活检,可提高检出率,且可作为确定诊断的依据。

IDUS 对诊断胰腺疾病诊治有什么意义

对于管腔内超声检查（intraductal ultrasonography, IDUS），大家可能会感觉比较陌生，其是将高频超声微探头置入胰胆管腔内进行实时超声扫描的一种技术，是准确诊断胰胆疾病的新途径。IDUS 检查适用于 ERCP 不能检出的胆管微结石、胰胆管良恶性狭窄的鉴别诊断、胰胆管肿瘤的分期、胰腺囊性肿瘤的鉴别诊断、超声内镜未能检出的胰腺神经内分泌肿瘤。IDUS 能清晰显示主胰管、胆管和胰管周围的解剖结构，可以诊断原位癌和胰管周围实质的小浸润，对胰管系统的小胰腺癌检出率接近 100%。小胰腺癌与局灶性胰腺炎的鉴别要点是小胰腺癌 IDUS 检查可见主胰管内侧全周性低回声增厚，而局灶性胰腺炎 IDUS 表现为正常胰腺回声。

胰腺导管内乳头状黏液瘤（IPMT）诊断困难，胰管开口处见黏蛋白溢出是 IPMT 的特征性表现，但仅有 20%～55% IPMT 存在该表现，对于无该特征性表现的 IPMT，单纯 ERCP 检查容易误诊为慢性胰腺炎，因此对于胰管内充盈缺损而无胰腺钙化者应怀疑 IPMT 可能。IDUS 能更好地反映局限性病变，如局限扩张的主胰管或囊壁结节、囊内间隔，ERCP 结合 IDUS 检查可提高对 IPMT 的诊断准确性。

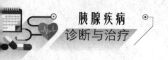
经口胰管镜对胰腺疾病有什么意义

　　胰管镜是一种子母镜系统,以十二指肠镜作为母镜,以更细的内镜作为子镜,子镜通过十二指肠镜操作孔插入胰管,直接观察胰管内病变,并可以获得组织标本,还可用于结石的碎石治疗。胰管镜对确定胰管病变的性质、慢性胰腺炎和胰腺癌的鉴别、导管内乳头状黏液瘤的诊断,尤其对于小胰腺癌的早期诊断具有重要的价值。

　　胰管镜的最大适应证就是 ERCP 诊断不明的病变,如不明原因的胰管扩张或狭窄,临床上怀疑胰腺癌或胰腺炎而 ERCP 不能确诊的患者。胰管镜的禁忌证与 ERCP 相似,主要有上消化道梗阻、急性胰腺炎或慢性胰腺炎急性发作、心肺功能不全以及碘过敏者。

选择性血管造影对诊断胰腺疾病有什么意义

　　胰腺血管造影可以全面直观地观察胰腺动脉的走行、形态改变,实质染色的形态及周围动脉、静脉的侵蚀改变等。这对胰腺癌的诊断和准确分期有着十分重要的意义。选择插管进行胰腺内小动脉造影可清楚显示细小动脉的异常改变,使胰腺内小病灶的检出率大大提高。这也是血管造影技术不能被其他影像检查手段所代替的优点。

血管造影能够准确地诊断小于 2 cm 的胰腺癌。绝大多数胰腺癌造影表现为血管破坏、闭塞,实质期肿瘤淡染色或无染色。病变范围大、有胰周围侵犯和转移时,胰周大血管破坏明显,血管造影对其诊断并不困难;少数病例造影时可见肿瘤血管和肿瘤染色,这与胰腺癌的病理类型有关。对于这类病变的诊断也相对容易。

如果大血管破坏不明显,仅有胰腺内四级以上的小动脉破坏、闭塞时,即使行超选择性胰腺内动脉造影,往往也容易因为忽视而漏诊。这也是胰腺癌很难被早期发现的重要原因之一。对于高度怀疑胰腺癌的患者除了腹腔动脉造影外,还要选择性进行胃十二指肠动脉和脾动脉造影,全面观察胰腺的形态、供血动脉的改变和实质染色的密度是否一致,这对胰腺癌的检出是十分重要的。必要时还要进行超选择性插管至胰腺内小动脉造影,以提高微小病变的检出率。缺点是,目前还不方便活检,不能病理确定诊断。

ERCP 如何操作

经内镜逆行胰胆管造影(ERCP),是将纤维十二指肠镜插至十二指肠降部,找到十二指肠大乳头,由活检管道内插入塑料导管至乳头开口部,注入造影剂后 X 线摄片,从而显示胰胆管。近十几年来,随着器械及插管技术的不断进步,ERCP 成功率逐年

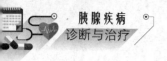

提高,目前已达 90％ 左右,成为诊断胰腺和胆道疾病的重要手段。

ERCP 有哪些适应证和禁忌证

1. 适应证

① 原因不明的阻塞性黄疸怀疑有肝外胆道梗阻者;

② 疑有各种胆道疾病如结石、肿瘤、硬化性胆管炎等诊断不明者;

③ 疑有先天性胆道异常或胆囊术后症状再发者;

④ 胰腺疾病:胰腺肿瘤、慢性胰腺炎、胰腺囊肿等;

⑤ 胆胰手术、外伤后胆瘘、胰瘘、狭窄;

⑥ 某些肝脏疾病。

需要强调的是,由于 CT、超声内镜和核磁共振下胰胆管成像技术(MRCP)的进步,单纯诊断性的 ERCP 目前已很少应用,除非临床上高度怀疑某种疾病并且确实需要 ERCP 协助诊断时才考虑应用。

2. 禁忌证

① 严重的心肺或肾功能不全者;

② 急性胰腺炎或慢性胰腺炎急性发作期;

③ 严重胆道感染;

④ 对碘造影剂过敏。

ERCP 术前应做哪些准备

（1）严格把握适应证,评估手术危险、操作难度,为减少操作风险而进行术前处理(预防性的抗生素应用),内镜检查的时机把握等。

（2）术前患者及家属知情同意并签字。详细告知操作风险及相关可能的并发症。ERCP 是高技术含量、高风险的内镜操作,需要让患者及家属充分了解操作过程、手术收益及可能出现的并发症。

（3）术前作碘造影剂过敏试验,术前禁食 6～8 小时。

（4）术前用药:哌替啶 50 mg 肌注,可静注解痉灵 20 mg,以减少患者术中的不适反应。

（5）对于需要行十二指肠乳头切开的患者,应提前一周停用抗血小板药物及抗凝药物,术前检测血小板和凝血指标。

ERCP 术后应该注意哪些事项

（1）造影成功的患者常规应用抗生素 3 天,预防感染。

（2）观察有无发热、腹痛、血象变化。

（3）胰管造影者,术前、术后 4～6 小时及次日清晨各测血、尿淀粉酶,升高者每天复查至正常为止。

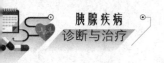
ERCP 术后出现腹痛的原因是什么

ERCP 术后患者出现腹痛的主要原因如下。

(1) 胆石症发作或梗阻:ERCP 术中可能将肠内细菌通过导管带入胆道内而引起急性感染,或由于胆总管结石未取出,引流不充分,发生嵌顿梗阻而出现腹痛。但一般胆绞痛较轻,经常规治疗后症状可缓解。

(2) 术后胰腺炎:这是 ERCP 术后最主要并发症之一。当造影剂注入胰管时,由于压力过大或剂量过多,常可引起上腹部疼痛,停止注射后不久疼痛即消失,但多无严重后果。有 20%～30%患者可出现一过性血淀粉酶升高,但不伴有急性胰腺炎的临床表现,不能诊断为急性胰腺炎;若同时有腹痛、发热、血白细胞数增高等表现,则可诊断为术后急性胰腺炎,经对症治疗 3～5 天即可恢复正常。

(3) 化脓性胆管炎及败血症:是最严重的并发症,多发生于胆管明显狭窄或梗阻者,尤其是用高压注射造影剂强行通过狭窄段,狭窄以上的扩张胆管过度充盈而引流不畅,使感染易于扩散,常在造影术后 48～72 小时内出现寒战、高热,腹痛、黄疸加深,严重者可出现中毒性休克。应尽早进行胆管减压和胆汁引流术,这是挽救患者生命的主要手段。

ERCP 有哪些并发症

(1) 胰腺炎:ERCP 术后胰腺炎的发病率为 1%～7%,有些情况下发病率会更高,患者和操作等因素都会影响 ERCP 术后胰腺炎的发病率,在设计操作方案及签署知情同意时都应该考虑到。

(2) 括约肌切开术后出血:大部分出血可自行停止,对于持续活动性出血患者往往需要再次内镜下止血,绝大部分患者可以出血停止,极少数情况下需要手术治疗。

(3) 感染性并发症:胆管炎多见。术后胆管炎发病率不超过 1%,胆囊炎的发病率为 0.2%～0.5%。在引流通畅的情况下,一般抗感染治疗有效。

(4) 消化道穿孔:ERCP 术后穿孔的发病率为 0.3%～0.6%。穿孔可由于插镜所致的食管、胃、十二指肠的机械穿孔,或者由于括约肌切开、导丝置入或者其他治疗操作。手术导致的解剖改变会明显增加穿孔的风险(比如既往胃大部切除毕 II 术后患者)。小的穿孔内科保守治疗有效,大的穿孔往往需要手术或内镜下处理。

(5) 其他:少见并发症还有胰腺假性囊肿破裂、上腹部剧痛、腹部膨胀等。

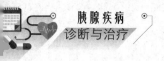

MRCP 与 ERCP 有哪些差异

　　MRCP 具有非侵入性、无创伤、无严重并发症、检查时间短等特点,无须注入造影剂,无 X 射线损害,能够清楚显示胆管及胰管情况,但价格较为昂贵,在某些情况下也存在假阳性的可能。ERCP 是一种有创性检查,类似做胃镜一样,导管进入胆总管后再打造影剂,拍片,还可采集胰液或刷取胰管狭窄处脱落细胞,提高诊断率。必要时可同时放置胆道内支架,引流以减轻黄疸,为手术做准备。随着影像技术的进步,MRCP 因其无创、无 X 线辐射、不需造影剂等优点逐步取代诊断性 ERCP,成为胰胆疾病首选的诊断方法,而 ERCP 逐渐转向胰胆疾病的治疗。

什么是胰腺穿刺术

　　胰腺穿刺术是通过穿刺针获取胰腺中的细胞或组织进行病理学检查,适用于胰腺肿块伴胆管阻塞、胰腺原发癌与转移癌鉴别、胰腺癌与慢性胰腺炎鉴别。胰腺是腹膜后器官,位于胃的后方,穿刺过程中常需经过胃或肝脏,并且胰腺周围解剖结构复杂,血管丰富,因此穿刺活检并发症高,被认为是最困难的穿刺活检之一。随着超声引导技术的提高和穿刺设备的改进,胰腺穿刺活检的成功率和安全性显著提高,在胰腺疾病明确诊断和病情评估方面发挥重要作用。尤其是胰腺恶性肿瘤，只有少数患者可进行根治性手术切除，而大部分只能进行化疗，化疗前行肿物穿刺病理活检有助于明确其性质，指导具体的化疗方案。

什么是胰腺细胞学和分子生物学检查

胰腺细胞学主要检查方法如下。

(1) 利用 ERCP 进行胰管细胞学刷检，是获得细胞病理资料的方法之一。操作方法是导丝插入胰管，沿导丝推入细胞刷外导管，再置入细胞刷，也可将细胞刷直接插入，细胞刷在病变处摩擦，然后把细胞刷退到抬举器前方，连同内镜一起拔出。但要避免将细胞遗落在管道内。

(2) 胰液收集检查：胰腺癌绝大多数由胰管上皮而来，癌细胞比正常细胞黏着力弱，容易剥离在胰液中，因此，ERCP 收集胰液做细胞学和分子生物学检查是近几年来胰腺疾病诊断的一项重要进展。

(3) 胰腺细针穿刺抽吸细胞学检查(FNA)，是一种安全可靠的胰腺癌细胞学检查方法。包括选择性动脉造影定位、超声定位、CT 定位、经皮肝穿刺门静脉造影定位、经内镜及超声内镜定位穿刺等。

肿瘤的发生是多阶段的复杂过程，涉及多种癌基因的激活和肿瘤抑制基因的失活，胰腺癌也是如此。临床上可通过经皮

细针穿刺活检或 ERCP 刷检等方式获取胰腺组织和细胞,收集胰液、十二指肠液、血液和粪便,检测其中癌相关基因。目前,各国学者讨论较集中的胰腺癌相关基因是 ras 基因、p53 基因、端粒酶基因及近几年发现的 DPC4 基因。分子生物学检查显示90％的胰腺癌细胞有 K-ras 基因突变,胰腺癌组织、胰液和粪便基因突变的检测均在研究之中。联合检测粪便 K-ras 基因突变和 CA199 可以明显提高胰腺癌诊断的准确性。

胰腺穿刺标本分子生物学检查有什么意义

胰腺穿刺临床操作过程中,由于穿刺吸取的标本量过少、涂片质量差或病理医生的经验不足,都会出现假阴性。根据分子生物学检测高敏感的特点,对部分细胞学表现不典型或病理学可疑恶性的患者穿刺物运用分子生物学技术进行检测鉴别,使部分患者避免可能的多次穿刺检查,而对于良性占位病变的患者甚至可避免开腹手术的创伤,从而减少并发症的发生率,也可尽早发现胰腺癌而改善其预后,减少死亡率。因此发现并检测胰腺穿刺标本的胰腺癌特异性标志物,为胰腺癌早期诊断开辟了新的途径。目前的研究表明,与胰腺癌最为密切的基因改变是 K-ras 基因第 12 或 13 密码子的突变,在胰腺癌的早期阶段就可以检测到该突变的发生,因此可以为早期诊断提供重要依据。

胰腺穿刺术有哪些局限性

胰腺穿刺毕竟是一种侵入性的操作,有一定创伤,可能会引起一些并发症,主要有出血、胰腺炎、胆汁性腹膜炎、肿瘤针道种植等,需注意防范。由于胰腺特殊的位置和周围复杂的解剖结构,其穿刺活检的难度和风险极高。如果没有或仅合并轻度胰腺炎,穿刺针应把重点放在胰腺周围肿大淋巴结或胰腺内肿块的实质部分,尽量避开水肿的胰腺组织。合并较重胰腺炎或有胰管扩张时最好不要穿刺,待胰腺炎有所缓解后再进行穿刺。若经保守治疗患者已存活 1 年以上,且病情稳定,也无明显症状,建议不能单纯为了明确诊断而选择穿刺活检。

(田宏扬,吉亚军)

急性胰腺炎

随着人们生活水平的提高,胰腺疾病的发病率也逐渐提高。据相关文献报道,近年来因急性胰腺炎而住院治疗的病例数越来越多。那么大家对急性胰腺炎知识了解多少呢?

哪些人是急性胰腺炎的高危人群

(1)胆道系统疾病者:如胆结石、胆道梗阻者,胆石症是急性胰腺炎发病的两大主因之一,在我国,一半以上急性胰腺炎患者的诱因是胆石症。胆道系统疾病易引起胆汁反流,导致激活胰酶原,从而引起胰腺炎。有胆石症的急性胰腺炎患者如不解决胆石症的问题,其急性胰腺炎可反复发作。

(2)酗酒、暴饮暴食者:酗酒和暴饮暴食在急性胰腺炎的发病中也占重要地位,酗酒、暴饮暴食、过食油腻致使胰腺分泌旺盛,易导致胰腺炎。

(3)高脂血症及高钙血症者:高脂或高钙血症导致胰液排泄困难,易引起胰腺炎。

(4)感染者:很多传染病也可以并发急性胰腺炎,症状多不明显,比如常见的有腮腺炎病毒、柯萨奇病毒 B、埃可病毒、传染性单核细胞增多症等。

（5）药物因素导致急性胰腺炎:许多药物均与急性胰腺炎的发病有关,其中以糖皮质激素和口服避孕药物最需重视。

（6）胰腺区域受过伤的患者。

（7）其他:包括自身免疫、精神、遗传、过敏、肿瘤和变态反应等。

出现什么样的症状可能是急性胰腺炎

1. 腹痛

95％的急性胰腺炎患者有腹痛症状,是最早出现的症状,往往在暴饮暴食、饮酒、进食油腻食物,或极度疲劳之后发生。多为突然发作,腹痛性质为持续性刀割样,腹痛以上腹为多,其次为右或左上腹,脐周和下腹部极少见,50％患者的腹痛可向左背部放射,呈"一"字样分布。疼痛时卷曲体位和前倾体位可使疼痛缓解,腹痛通常可持续 48 小时,偶可超过 1 周。

2. 恶心、呕吐

多数患者有恶心、呕吐。酒精性胰腺炎患者的呕吐常于腹痛时出现,胆源性胰腺炎患者的呕吐常于腹痛发生后出现,呕吐物为胃内容物,重者可混有胆汁,甚至血液。呕吐后,患者腹痛不能缓解。恶心呕吐的发生可能是机体对腹痛或胰腺炎症刺激的一种防御性反射,也可由肠胀气、肠梗阻或腹膜炎等引起。

3. 发热

多数患者有中等度以上发热,持续 3～5 日。持续发热或逐日升高应怀疑有继发感染,如胰腺脓肿或胆管感染,发热由胆道感染或胰腺炎症、坏死组织的吸收等引起。

4. 黄疸

病情比较轻的急性胰腺炎可无黄疸。如有黄疸,是因为:①胆道感染、胆石症引起胆总管梗阻;②急性胰腺炎时,肿大的胰头压迫胆总管;③急性胰腺炎合并胰腺脓肿或胰腺假性囊肿压迫胆总管;④合并肝脏损害等情况可出现黄疸。不同原因的黄疸持续时间不一样。

为什么会发生急性胰腺炎

在正常情况下,胰腺分泌的胰液在胰腺内部是没有活性的胰酶原。胰液沿着胰腺管道流到胆总管再流入十二指肠,由于十二指肠内有胆汁存在,加上十二指肠壁黏膜分泌一种肠激酶,在二者的作用下,胰酶原被激活成有活性的消化酶,从而正常消化食物。如果胰液流出道受阻、胰液排泄不畅,胰酶原在胰腺内过早地被激活,有活性的胰酶就会像硫酸一样能将胰腺自身溶解消化,从而引起胰腺组织水肿、出血甚至坏死的化学性炎症,即引起胰腺炎。

急性胰腺炎的常见病因有什么

引起急性胰腺炎的病因较多,具体如下。

胆结石及胆道感染、酒精、暴饮暴食、高脂血症病因约占病例数70%以上。

自身免疫性、先天性、医源性、感染性、代谢性、坏死性、梗阻性、中毒性、创伤性、血管源性的病因约占10%。

什么是急性胰腺炎时胰腺的"自身消化"

正常情况下,胰腺细胞内分泌的酶蛋白形成与分泌过程处于与细胞质隔绝状态。胰腺有多种安全机制对付酶原的自体激活问题。各种原因引起胰腺组织损伤,导致原本用于消化食物的各种胰酶在胰腺内过早地被激活,有活性的胰酶不消化食物,反而消化胰腺自身,这种"自相残杀"的行为引起的一系列后果就是胰腺炎。

胆道疾病是急性胰腺炎最常见的病因吗

胆道疾病如胆结石、胆道感染等,胆石症是急性胰腺炎发病的最常见病因,在我国,一半以上急性胰腺炎患者的诱因是胆石症。

胆道系统疾病很容易发生胆管阻塞,造成胰液无法正常排出,引起胆汁反流,导致激活胰酶原,从而引起胰腺炎。有胆石症的急性胰腺炎患者如不解决胆石症的问题,其急性胰腺炎可反复发作。

饮酒会诱发急性胰腺炎吗

饮酒在急性胰腺炎的发病中也占重要地位,饮酒后,酒精刺激胰腺分泌大量胰液,长期饮酒者的胰腺溶酶体脆性增加,溶酶体酶可激活胰蛋白酶。另外酒精类物质刺激可引起胰管胆管共同通道水肿,胆汁反流入胰管,在胰腺的内部激活胰酶从而诱发急性胰腺炎。

暴饮暴食会诱发急性胰腺炎吗

暴饮暴食使短时间内大量食物进入十二指肠,引起十二指肠乳头水肿和 Oddi 括约肌痉挛(Oddi 括约肌痉挛可以简单理解为胰管和胆管共同开口的门关闭),同时刺激大量胰液与胆汁分泌,由于胰液和胆汁排泄不畅,引发急性胰腺炎。

什么是高脂血症性急性胰腺炎

高脂血症性急性胰腺炎是指由严重的高甘油三酯所引起的

一类胰腺炎,人体血液中的甘油三酯被蛋白脂酶分解为甘油及游离脂肪酸,游离脂肪酸使得血液黏稠度升高,引起微小血栓形成,引起胰腺微循环障碍,最终导致胰腺炎的发生。此外,游离脂肪酸还可以通过瀑布式炎性反应,产生大量细胞因子和炎症介质,引起对胰腺的损伤。

什么是外伤性急性胰腺炎

手术或外伤损伤胰管,致使胰液排出不畅;或损伤胰腺组织,影响胰腺血液供应可引起急性胰腺炎。

什么是药物引发的急性胰腺炎

药物引起胰腺炎主要有两个方面因素,首先药物对胰酶产生激活作用,其次药物的直接毒性或激发微循环障碍,破坏了胰腺细胞内的屏障保护作用,从而启动胰腺的自身消化(通俗地说就是胰腺自身分泌的胰液消化胰腺自身组织)引发炎症。临床上可能引发胰腺炎的药物有利尿剂、免疫抑制剂、雌激素、促皮质激素、维生素 D、四环素等,所以在服用这些药物期间,要特别避免胰腺炎的诱因。

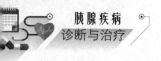

应对药物性胰腺炎的策略有哪些

停用相关药物,避免药物继续对胰腺产生损伤。另外就是去医院就诊对症治疗,比如急性胰腺炎出现炎症的,首先要使用禁止饮食的方法防止胰腺分泌胰液,另外可以使用抗菌消炎药物对抗炎症,可以使用抑制胰腺分泌的药物,减轻胰液的分泌,防止分泌的胰液对胰腺自身组织产生消化作用。一般通过一定的饮食控制及消炎治疗,胰腺炎控制后再逐渐开放饮食。

哪些代谢性疾病会引起急性胰腺炎

高脂血症、糖尿病等代谢性疾病也会引起急性胰腺炎。代谢性疾病会引起动脉血管硬化、微循环障碍、血液黏滞度过高,这些都会导致胰腺微循环障碍,使胰腺缺血严重,很快发生广泛的胰腺坏死及较多的并发症。患有代谢性疾病的患者平时要规范接受调脂、降糖治疗,控制体重,改变饮食结构及生活习惯,这是减少急性胰腺炎发生的重要环节。

什么是急性复发性胰腺炎

所有导致急性胰腺炎的病因如果持续存在,就可导致急性胰腺炎反复发作,例如酗酒未戒、胆石症尚未治疗或治疗不当、高脂血症未经控制等,有2次以上急性胰腺炎发作且两次急性胰腺炎发作之间至少间隔3个月即可视为急性复发性胰腺炎,如果急性复发性胰腺炎病因明确,则进行针对病因的治疗从而预防其复发,如戒酒、控制血脂、胆囊切除、停止服用药物、甲状旁腺切除术等。

什么是先天异常所致急性胰腺炎

　　胰腺发育复杂,容易发生先天变异和先天异常,包括胰腺分裂、环状胰腺、胰腺部分发育不全等。

　　在胚胎发育过程中,胰腺体尾部来源于胚胎背侧胰腺,而胰头与钩突来源于胚胎腹侧胰腺,在正常发育过程中,背侧胰腺沿着胚胎顺时针方向选择,与腹侧胰腺融合形成胰腺及胰管。在融合过程中发生异常就发生胰腺的先天变异和先天异常。

　　(1) 胰腺分裂症:胰腺分裂是在胰腺胚胎发育过程中,腹侧胰管、背侧胰管未融合或仅为细的分支吻合。在胰腺分裂患者表现出诸如胰腺炎发作或者胰性腹痛等相关症状时,我们就称之为胰腺分裂症。诊断主要依靠 MRCP(核磁共振胰胆管成像)或 ERCP(内镜逆行胰胆管造影),诊断显示腹侧胰管与背侧胰管不融合,可同时显示腹侧胰管和背侧胰管。

　　(2) 环状胰腺:是一种少见的先天异常,指背侧胰腺与腹侧胰腺融合异常,导致胰头包绕十二指肠降段。男性略多于女性,

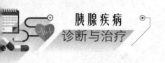
多见于新生儿,成人常在 20～30 岁发病。儿童患者多表现为十二指肠梗阻,梗阻程度越严重,发病年龄越小,同时患儿可伴发其他器官的先天异常,环状胰腺可能是婴幼儿十二指肠梗阻最常见原因。成人主要临床表现有腹痛、呕吐、胰腺炎、肝功能异常。成人伴发其他器官的先天异常相对少见。诊断主要依靠影像学检查,CT、MIR 可直接显示十二指肠狭窄、壁增厚、周围绕以胰腺组织。

(3) 异位胰腺:也称胰腺残留,是指发生在正常胰腺位置以外的胰腺组织,异位胰腺可发生于任何脏器,但约 90% 位于上消化道,以十二指肠、胃、空肠多见,常常无症状,偶尔发现,容易误诊或漏诊,可能被当成肿瘤。异位胰腺可发生急、慢性胰腺炎等。CT、MIR 定性诊断较困难,目前可以通过胃镜、超声胃镜等进行检查和诊断。如位于胃肠道壁内,则多位于黏膜下,其中央稍凹陷,常有胰管开口,活检证实为异位胰腺组织时,可以肯定诊断。

(4) 先天性胰胆管异常或者胰腺先天异常:可引起胰液排泄不畅,胰液反流就会刺激胰腺,发生胰腺分泌的胰液消化自身胰腺组织的问题,引起急性胰腺炎发作,多发生在婴幼儿。

哪些感染性疾病会导致急性胰腺炎

某些感染性疾病也会引起急性胰腺炎的出现,如腮腺炎病毒、传染性单核细胞增多症、柯萨奇病毒、支原体、蛔虫、艾滋病感染等,只要发现这些疾病就要做到科学治疗,避免并发症的出现,危害自身健康。

什么是胰腺自身疾病引发的急性胰腺炎

自身免疫性胰腺炎(autoimmune pancreatitis, AIP)的诊断有一定的难度,目前自身免疫性胰腺炎分为两型,其中一型与IgG4(一种免疫球蛋白)有关,各国的自身免疫性胰腺炎诊断标准尚未达成一致。日本、韩国的诊断标准中,典型组织学改变需与影像学特征性改变联合才能诊断自身免疫性胰腺炎。亚洲标准则认为特征性的手术标本可以诊断自身免疫性胰腺炎。美国标准强调组织学标准是诊断自身免疫性胰腺炎的金标准,手术标本或针芯活检显示自身免疫性胰腺炎改变或者免疫染色显示 IgG4$^+$ 细胞≥10 个/高倍视野,即可确诊自身免疫性胰腺炎。美国标准认为,肾上腺皮质激素治疗后胰腺和胰腺外表现有效缓解,可作为自身免疫性胰腺炎的诊断标准之一。但日本诊断标准认为由于激素治疗并没有排除胰腺癌的可能,轻易进行诊断性治疗是绝对禁止的。这与各国不同的疾病谱有关。

自身免疫性胰腺炎(AIP)采用常规措施治疗效果不佳,病情常反复发作。自身免疫性胰腺炎的首选治疗为肾上腺皮质激素,适应证多为长期腹痛、黄疸、脂肪泻、糖尿病等有症状患者。应根据临床症状、生化指标和影像学表现逐渐减量,伴有梗阻性黄疸和胆管炎的自身免疫性胰腺炎患者需行 ERCP 术引流胆汁。

什么是内分泌疾病引起的急性胰腺炎

糖尿病患者急性胰腺炎发生率是非糖尿病患者的2倍,糖尿病患者易发生急性胰腺炎可能与反复血管闭塞而致胰腺梗死有关,糖尿病患者发生急性胰腺炎时两者相互作用、相互影响,急性胰腺炎可使糖尿病患者处于应激状态,血糖明显升高,诱发酮症酸中毒,导致水、电解质紊乱,休克、心功能衰竭、肺水肿等,使患者病情加重。由于糖尿病本身对靶器官造成的器质性损害,尤其是糖尿病肾病,致使急性胰腺炎患者早期迅速出现重要器官功能损害。

急性胰腺炎有哪几种类型

急性胰腺炎可分为轻症急性胰腺炎、中度重症急性胰腺炎和重症急性胰腺炎。

急性胰腺炎的常见症状表现是什么

急性胰腺炎根据病情的程度,临床表现多样。

(1) 腹痛:95％的急性胰腺炎患者有腹痛症状,是最早出现的症状,往往在暴饮暴食、饮酒、进食油腻食物,或极度疲劳之后发生。多为突然发作,腹痛性质为持续性刀割样,腹痛以上腹为多,其次为右或左上腹,脐周和下腹部极少见,50%患者的腹痛可向左背部放射,呈"一"字样分布,疼痛时卷曲体位和前倾体位可使疼痛缓解,腹痛通常可持续48小时,偶可超过1周。

(2)恶心、呕吐:多数患者有恶心呕吐。酒精性胰腺炎患者的呕吐常于腹痛时出现,胆源性胰腺炎患者的呕吐常于腹痛发生后出现,呕吐物为胃内容物,重者可混有胆汁,甚至血液。呕吐后,患者腹痛不能缓解。恶心呕吐的发生可能是机体对腹痛或胰腺炎症刺激的一种防御性反射,也可有肠胀气、肠梗阻或腹膜炎等引起。

(3)发热:多数患者有中等度以上发热,持续3~5日;持续发热或逐日升高应怀疑有继发感染,如胰腺脓肿或胆管感染,发热由胆道感染或胰腺炎症、坏死组织的吸收等引起。

(4)黄疸:病情比较轻的急性胰腺炎可无黄疸。如有黄疸,是因为①胆道感染、胆石症引起胆总管梗阻;②急性胰腺炎时,肿大的胰头压迫胆总管;③急性胰腺炎合并胰腺脓肿或胰腺假性囊肿压迫胆总管;④合并肝脏损害等情况可出现黄疸。不同原因的黄疸持续时间不同。

急性多器官功能障碍及衰竭,在上述症状基础上,腹痛持续不缓解,腹胀逐渐加重,可逐渐出现循环、呼吸、肠、肾及肝衰竭。胰腺局部并发症、胰性液体积聚、胰腺坏死、急性腹腔积液时,患者腹痛腹胀明显,病情进展迅速时可出现休克,大量炎性胸腔积液时患者会呼吸困难。

急性胰腺炎腹痛有什么特点

　　腹痛以上腹部或者中上腹为主。起病急,病程轻重不一,可以表现为钝痛、刀割样痛、持续性阵发性加剧,并且还可能放射到腰背部呈带状及放射样疼痛。通过使用解痉止痛药物不能有效缓解,并且在进食后会加剧,通过弯腰抱膝位可以适当缓解疼痛。

急性胰腺炎腹痛的原因是什么

　　急性胰腺炎症状中,腹痛一般是首发症状,为什么急性胰腺炎会出现腹痛呢?

　　在急性胰腺炎早期,腹痛主要是因为炎症渗出物对腹腔神经丛的刺激或腹膜的刺激所致,也有部分是由于胆道阻塞、胆石症引起的胆道痉挛或 Oddi 括约肌痉挛、胃肠痉挛引起的腹痛。因此在早期,对于胰腺炎的腹痛主要采取解痉、去除病因治疗。当胰腺腹水增加的时候,特别是肠道菌群移位、肠麻痹发生,腹腔压力增加,腹部出现持续性胀痛,这种疼痛主要是腹腔压力增加所致。对于这种疼痛一般采取胃肠减压,严重时可以腹腔开窗引流。

急性胰腺炎发热的原因是什么

急性胰腺炎症状中,发热是典型症状之一,为什么急性胰腺炎会出现发热呢?

(1) 致热源:急性胰腺炎发病过程中,会产生各种有毒物质,如渗出的各种消化酶、坏死组织、蛋白分解产物、细菌毒素及渗出液等,这些有毒物质就是致热源,在吸收过程中,会产生热量,而导致机体发热。

(2) 原发病致热:我国急性胰腺炎中胆源性胰腺炎比较多见,常有胆道感染,或者胆道梗阻合并感染。这些原因导致的急性胰腺炎,患者往往都有发热。

(3) 继发感染:急性胰腺炎患者如果为急性出血坏死型胰腺炎,病情严重,对人体的损害非常大,患病期间患者的抵抗力非常弱,常伴有继发感染而致发热。

(4) 药物热:急性胰腺炎的治疗中使用的药物较多,各种药物相互作用,出现不良反应的概率较高,有的表现为发热。

(5) 术后发热:有部分急性胰腺炎患者需经手术治疗,术后常有 3 天左右会出现低热,一般不超过 38.5 ℃,这是因手术创伤造成的,是"吸收热"。

什么是胰性脑病

在急性胰腺炎发生发展过程中,出现定向力障碍、意识模

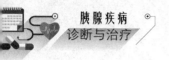
糊、烦躁、抑郁、暴躁等神经精神障碍一类临床综合征,称为胰性脑病。胰性脑病是急性胰腺炎严重并发症之一,病死率较高。临床上可分为兴奋型、抑郁型、兴奋型和抑郁型交替出现或者合并出现的混合型。治疗上主要以积极治疗胰腺炎,防治颅内高压为策略。常为一过性,也可留有精神异常的后遗症。

什么是猝死型胰腺炎

猝死型胰腺炎是重症胰腺炎的一种特殊类型,又称重症急性坏死性胰腺炎,多伴急性呼吸窘迫综合征及急性心力衰竭,且不易通过血、尿胰酶检测出来。其诱因主要是消化道及胆道系统的长期慢性炎症与酗酒,具有起病迅猛、发病速度快、病情复杂、容易出现多器官功能障碍、病死率高的临床特点。其病理特点表现有:①胰腺迅速出现凝固性坏死。但胰腺出血、水肿均不显著,无明显炎性细胞浸润;②常伴胰腺远隔部位脂肪及器官的消化性坏死及出血。一旦确诊,应当采取多种方法综合治疗,这样可以改善患者预后,提高患者的存活率和生活质量。

急性胰腺炎有哪些局部并发症

急性胰腺炎局部并发症包括急性胰周液体积聚、急性坏死物积聚、胰腺假性囊肿、包裹性坏死和感染性胰腺坏死。

急性胰腺炎有哪些全身并发症

急性胰腺炎可以出现全身的并发症,包括全身炎症反应综合征、器官功能衰竭、脓毒症、腹腔内高压、腹腔间隔室综合征和胰性脑病。

(1) 全身炎症反应综合征:是急性胰腺炎最常见的全身并发症。急性胰腺炎时符合以下临床表现中的 2 项及以上,可以诊断为全身炎症反应综合征。①心率>90 次/分;②体温<36 ℃或>38 ℃;③WBC$<4\times10^9$/L 或$>12\times10^9$/L;④呼吸频率>20 次/分或 $PCO_2<32$ mmHg(1 mmHg$=0.133$ kPa)。全身炎症反应综合征持续存在将会增加急性胰腺炎发生器官功能衰竭的风险。

(2) 器官功能衰竭:急性胰腺炎相关器官衰竭主要为呼吸、肾脏和循环衰竭,是急性胰腺炎最严重的全身并发症,也是致死的主要原因。器官功能 48 小时内恢复者为一过性器官衰竭,否则为持续性器官衰竭;≥2 个器官衰竭并持续 48 小时以上者,则为持续性多器官衰竭。

(3) 脓毒症:急性胰腺炎患者若合并脓毒症,病死率升高。脓毒症主要以革兰阴性杆菌感染为主,也可有真菌感染。

(4) 腹腔内高压和腹腔间隔室综合征:腹内压是存在于腹腔内的一种稳定压力,正常范围为 5~7 mmHg。腹腔高压是指持续或病理性腹内压高于 12 mmHg,持续的腹腔高压可造

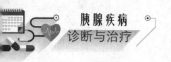

成心、肺、肾、胃肠道等重要脏器的病理生理改变,如腹内压持续高于 20 mmHg,并伴有新出现的某个脏器功能障碍或衰竭,称为腹腔间隔室综合征。

(5)胰性脑病:是急性胰腺炎的严重全身并发症之一,可表现为耳鸣、复视、谵妄、语言障碍及肢体僵硬、定向力障碍、意识模糊、甚至昏迷等,病死率较高,临床上可分为兴奋型、抑郁型、兴奋型和抑郁型交替出现或者合并出现的混合型。治疗上主要以积极治疗胰腺炎,防治颅内高压为策略。常为一过性,也可留有精神异常。

什么是胰源性区域性门静脉高压

胰源性区域性门静脉高压是胰腺病变造成脾静脉受压或闭塞而引起门静脉脾胃区压力超过正常的一类肝外型门静脉高压症,约占全部门静脉高压症的 5%,又称为左侧门静脉高压症。兼有胰腺原发病和区域性门静脉高压症的临床特点,包括胰腺、脾脏、胃在内的多个腹腔脏器常常出现显著的病理改变。

对其诊断并非难点,治疗决策的制订才是对胰源性区域性门静脉高压研究的关键。传统的外科脾切除术已无法适用于所有的胰源性区域性门静脉高压患者,治疗原则应该针对原发病,通过多学科联合制订个体化治疗方案。科学的个体化治疗方案可提高胰源性区域性门静脉高压治愈率,降低再手术率和病死率,是决定预后的关键。

什么是胰腺假性囊肿

胰腺假性囊肿,是有胰液、血液、坏死组织等存留在胰腺内或胰腺周围,不能被吸收,其周围被增生的纤维组织或者肉芽组织包裹,囊壁无上皮层细胞,因此称为胰腺假性囊肿。胰腺假性囊肿可单发或多发,可大可小,可位于胰腺内,也可能位于胰腺外,常继发于急慢性胰腺炎或胰腺损伤后。较小的胰腺假性囊肿可无症状,假性囊肿较大时可出现腹部隐痛、饱胀感、腹部包块等。

一般认为假性囊肿早期(6周以内)或者囊肿体积较小者囊肿直径<6 cm、无临床症状及并发症的,无须特殊处理,以随访观察为主,半数左右可自行吸收,可进行营养支持治疗,合并感染时可抗感染治疗等。对于囊肿较大者,囊肿直径>6 cm、随访观察不吸收、伴有囊肿压迫症状或出现囊性感染、破裂、出血、胰瘘等并发症的,应积极予以外科引流,引流的囊液应进行细胞学和肿瘤标记物等检查。外科治疗包括传统的经皮穿刺置管引流术(percutaneous catheter dratnage, PCD)、开放腹部手术和近年来开展的腹腔镜手术和内镜引流技术。

1. 经皮穿刺置管引流术

经皮穿刺置管引流术(PCD)可在B超或CT引导下进行,操作便捷,具有较高的短期成功率,常用于直径较大的囊肿,一般为10 cm以上;囊肿生长迅速,或合并无法缓解的持续性疼痛的患者;经过6个星期的观察非手术治疗,囊肿未吸收。

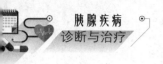

其具体操作方法为：先使用超声检查，确定囊肿位置及大小，选取合适点在超声引导下进针，经表皮向囊肿刺入，拔除针芯，见囊液从针管流出后将导丝插入针管至囊肿腔，拔去针管并沿导丝置入引流管，再退出导丝，最后将引流管接入引流袋中。连接引流袋后进行持续引流，待囊肿塌陷且外引流量＜10 ml/d 时即可拔管，拔管前行超声或 CT 检查，看愈合情况及有无复发。PCD 治疗胰腺囊肿安全性和有效性较好，但会有复发、感染、出血、穿孔及胰瘘等并发症发生。易形成胰液外漏和电解质丢失，是仅适用于快速解除症状的临时措施，用于症状明显又不适合内引流术的情况。

2. 内镜下引流术

内镜下引流术并发症发生率及复发率都较低，治疗效果好，具有创伤性小、住院时间短、治疗成本低等优势，成为治疗胰腺假性囊肿的首选方法。内镜治疗胰腺假性囊肿是通过内镜建立囊肿与消化道间的通道，使囊液通过通道流入胃肠道从而达到治疗目的。具体要根据囊肿位置与周围器官的解剖结构关系决定，手术关键是清除囊内坏死组织和分隔，吻合口要低，以免坏死物和食物残渣潴留囊内并发感染。其主要治疗方式有内镜下经十二指肠乳头囊肿引流术（ETCD）、内镜下经胃肠道穿刺置管引流术及超声内镜引导下囊肿胃肠道置管引流术。

3. 囊肿切除术

适用于较小的囊肿特别是合并感染时，或引流效果不佳的多发囊肿，特别适用于位于胰体尾部且被膜完整的囊肿。

4. 胰腺部分切除术

有胰腺严重病变或不能排除胰腺肿瘤者，可行胰腺切除术。

胰腺脓肿是什么

胰腺脓肿是由坏死性胰腺炎或者胰腺周围脂肪发生局部坏死、液化继发感染形成的。患者可出现寒战高热、腹痛、恶心呕吐、心跳呼吸加快等症状。治疗方法主要为外科手术或引流，内科治疗为基础。内科治疗主要是以抗生素治疗为主，需要用广谱的抗生素，一般选择三代以上的头孢，头孢哌酮舒巴坦钠、头孢曲松钠。同时，需要禁食水、胃肠减压、营养支持等方式处理。

血清淀粉酶和尿淀粉酶有何诊断价值

淀粉酶升高最多见于急性胰腺炎，是急性胰腺炎的重要诊断指标之一，在急性胰腺炎发作期间，患者血清及尿中的淀粉酶活性都明显增高。血淀粉酶在发病后 6～12 小时活性开始升高，12～72 小时达峰值，3～4 天后恢复正常。但尿淀粉酶活性上升稍晚于血淀粉酶并维持稍长时间，常于发病 12～24 小时才开始升高，但下降缓慢，能维持 5～7 天。故急性胰腺炎后期测定尿淀粉酶比血淀粉酶更有价值。淀粉酶活性升高的程度虽然并不一定和胰腺损伤程度相关，但其升高的程度越大，患急性胰腺炎的可能性也越大，因此虽然目前常用淀粉酶作为急性胰腺炎诊断的首选指标，但其特异性和灵敏度均较低。

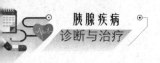

当怀疑急性胰腺炎时，应对患者血尿淀粉酶活性连续做动态观察，并结合 CT 结果与其他检测（如胰脂肪酶、胰蛋白酶等）共同分析做出诊断。另外血淀粉酶的高低与病变的严重程度并不一致，病变较轻时血淀粉酶的值也会增高，病变危重时由于出血坏死，胰腺腺泡破坏过多反而血淀粉酶不升高。

血清脂肪酶有何意义

脂肪酶是一组脂肪水解酶类，主要来源于胰腺，其次为胃及小肠，能水解多种含长链脂肪酸的甘油酯。

血清脂肪酶增高常见于急性胰腺炎及胰腺癌，偶见于慢性胰腺炎。急性胰腺炎时，血清淀粉酶增加的时间较短，而血清脂肪酶活性上升可持续 10～15 天。血清脂肪酶对急性胰腺炎的诊断有很大帮助。临床研究证实，其灵敏度为 80%～100%，特异性为 84%～96%，而淀粉酶的灵敏度为 73%～79%，特异性为 82%～84%，血清脂肪酶活性测定对急性胰腺炎诊断的灵敏度及特异性均优于淀粉酶活性测定。

急性胰腺炎时肝功能有哪些变化

胰腺和肝脏关系密切。两者在人体内的解剖位置及作用环环相扣。急性胰腺炎产生的炎性介质被肝脏降解灭活的同时亦可致肝损伤,所以胰腺炎发病过程中肝脏往往为极早、极常受累的器官之一。

　　肝损伤在临床上主要表现为胆红素、转氨酶、碱性磷酸酶、谷氨酰转移酶浓度的增高。多数病情较轻,重者表现为明显的肝功能障碍,甚至有可能引发肝衰竭致死。在胰腺炎基础治疗的同时,加强保肝治疗,可有效改善胰腺炎合并肝损伤患者的肝功能,改善患者的预后。

急性胰腺炎对血糖有什么影响

　　急性胰腺炎出现应激性高血糖主要是在发病早期,患者处于应激状态时可使交感神经兴奋性增高,使胰高血糖素代偿性分泌增多,出现一过性血糖升高,一般为轻度升高。另一方面,当胰腺发生急性炎症时,由于胰腺组织出现微循环障碍,导致胰腺水肿、缺血、坏死,影响了胰岛素的分泌和排泄,促使血糖升高;在重症急性胰腺炎严重时甚至可以毁损胰腺的胰岛功能,使血糖升高更明显,并出现酮症酸中毒。

血钙在急性胰腺炎中的意义有哪些

　　急性胰腺炎血清钙水平的高低与病情严重程度成正比,与预后密切相关,其血钙水平已成为临床诊治中估计这类患者病

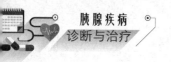
情、判断其预后的重要指标之一。近年国内外学者先后提出过皂化理论、低白蛋白血症、钙内环境稳定调节及游离脂肪酸等学说,但急性胰腺炎并发低钙血症的机制仍不清楚。

急性胰腺炎的影像学检查方法有哪些

(1) 胸、腹部平片:对发现有无胸水、肠梗阻有帮助。

(2) B超:在轻症急性胰腺炎时,B超扫描可显示胰腺呈弥漫性、均匀地增大,外形饱满,界限模糊,内部回声减弱,但比较均匀,也可表现为胰腺局部肿大。重症急性胰腺炎时,胰腺实质肿胀,失去正常形态,内部回声不规则,可表现为回声减弱或增强,或出现无回声区,回声的改变取决于胰腺坏死和内出血情况。可用有无胆道结石和胰腺水肿、坏死来判断。

(3) CT扫描:CT扫描能确切地显示胰腺的解剖,认为是诊断急性胰腺炎的标准方法,可确定急性胰腺炎是否存在及其严重程度及有无局部并发症,鉴别囊性或实质性病变,判断有无出血坏死,评价验证浸润的范围,且不受肠道气体的干扰。平扫CT对坏死性胰腺炎诊断的敏感性较低,增强CT可对坏死性胰腺炎诊断敏感性明显提高。

(4) MRI:除了与腹部CT有同样诊断作用外,MRI检查对胰腺炎的诊断并不优于CT。MRI可通过胰胆管造影判断有无胆胰管梗阻。

(5) 内镜逆行胰胆管造影检查(ERCP)和超声内镜(EUS):对

急性胰腺炎的诊治均有重要作用。超声内镜主要用于诊断,尤其对鉴别诊断恶性肿瘤和癌前病变(如壶腹部腺瘤、微小结石等)有重要意义。ERCP主要用于治疗,但对一些少见病因(如Oddi括约肌功能障碍等)有帮助诊断作用。对因胆管结石引发的急性胰腺炎有治疗价值,可解除胆道梗阻、降低胰管压力、缓解腹痛症状。

急性胰腺炎胰腺形态有什么变化

重症急性胰腺炎,尤其是胰腺组织坏死时,可能需行外科手术治疗,如胰腺坏死组织清除术等,此时胰腺形态明显改变。对于未行手术治疗的急性胰腺炎。发病后是否存在胰腺、胰管形态结构异常、这种改变是否为发展成慢性胰腺炎特点之一、对患者临床症状的影响等问题,目前的研究结果尚不统一。一般认为急性发病期存在形态学改变,一旦控制、治愈胰腺炎,并去除病因后,胰腺可逐渐恢复至相对正常的形态,但不同病因、胰腺炎严重程度对发病后胰腺形态的影响也不一样。酒精性胰腺炎较胆源性胰腺炎更易发生胰管形态结构改变,急性坏死性胰腺炎后胰管形态异常发生率远高于急性水肿性患者。

重症急性胰腺炎临床判断指标是什么

(1) 急性、突发、持续、剧烈的上腹部疼痛,可向背部放射。

(2) 血清淀粉酶和(或)脂肪酶活性至少高于正常上限值 3 倍。

(3) 增强 CT/MRI 呈急性胰腺炎典型影像学改变(胰腺水肿或胰周渗出积液)。

临床上符合上述 3 项标准中的 2 项,即可诊断为急性胰腺炎。

伴有持续(＞48 h)的器官功能衰竭,改良 Marshall(评估器官功能衰竭严重程度。主要评估胰腺炎患者呼吸、循环和肾脏三大脏器功能损伤情况)评分≥2 分,APACHE Ⅱ(急性生理和慢性健康状况评分,预测严重程度和病死率)评分≥8 分即可诊断为重症急性胰腺炎。

什么是急性胰腺炎 Ranson 评分

该评分系统包括入院时的 5 项临床指标和入院后 48 小时的 6 项指标各项 1 分,合计 11 分,评分在 3 分及以上时即为重症胰腺炎(SAP)。病死率 3 分以下为 0.9%,3~4 分为 16%,5~6 分为 40%,6 分以上为 100%。

1. 入院时指标

①年龄＞55 岁;②血糖＞11.1 mmol/L;③谷草转氨酶＞250 U/L;④乳酸脱氢酶＞350 U/L;⑤白细胞数＞16×10⁹/L。

2. 入院后 48 小时指标

①血钙浓度＜2 mmol/L;②动脉氧分压＜60 mmHg;③碱缺失＞4 mmol/L;④血尿素氮上升＞1 mmol/L;⑤红细胞压积减少＞10%;⑥体液丢失量＞6 L。

什么是 CT 严重程度指数

表 1　改良的 CT 严重程度指数(MCTSI)

特　　征	评　分
胰腺炎症反应	
正常胰腺	0
胰腺和(或)胰周炎性改变	2
单发或多个积液区或胰周脂肪坏死	4
胰腺坏死	
无胰腺坏死	0
坏死范围≤30%	2
坏死范围>30%	4
胰腺外并发症,包括胸腔积液、腹水、血管或胃肠道受累等	2

急性胰腺炎需要与哪些疾病相鉴别

临床上常与下列疾病相鉴别。

(1) 消化性溃疡急性穿孔:本病有较典型的溃疡病史,腹痛可突然加剧,腹肌紧张、肝浊音界消失、X线透视间隔下有游离气体。

(2) 胆石症和急性胆囊炎:常有胆绞痛时,疼痛位于右上腹可放射至右肩,血及尿淀粉酶轻度升高,B超及 X 线、胆道造影可明确诊断。

(3) 急性肠梗阻:腹痛为阵发性,腹胀、呕吐、有气过水声和排气,X线可见液气平面。

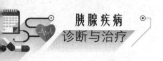

（4）急性胃肠炎：发病前常有不洁饮食史，主要症状为腹痛、呕吐及腹泻等，可伴有肠鸣音亢进，血、尿淀粉酶正常等。

（5）急性心肌梗死：可突然发生上腹部疼痛，伴恶心、呕吐，但血淀粉酶多不升高，并有典型的心电图改变以资鉴别。

（6）其他：需注意与肠系膜血管栓塞、脾破裂、异位妊娠破裂等相鉴别。

急性胰腺炎治疗原则是什么

轻症急性胰腺炎治疗原则：以内科治疗为主。

1. 抑制胰腺分泌

（1）禁食，必要时胃肠减压：可减少胰腺分泌。在轻症急性胰腺炎中，经过 4～7 天，当疼痛减轻，发热消退，白细胞计数和血尿淀粉酶降至正常后，即可先给予少量无脂流质，数日后逐渐增加低脂低蛋白饮食。若有复发表现，需再度禁食。

（2）H_2 受体阻断药或质子泵抑制药：抑制胃酸分泌以保护胃黏膜及减少胰腺分泌胰液。

（3）生长抑素及类似药物：临床报告普遍认为该类药物是目前治疗胰腺炎有效药物，具有多种内分泌活性，可抑制胃酸分泌；抑制胰腺的外分泌，使胰液量、消化酶分泌减少；抑制胰岛素、胰高血糖素、胆囊收缩素等多种激素等，被认为对胰腺细胞具有保护作用，可阻止胰腺炎的进展。在急性胰腺炎早期应用，能迅速控制病情、缓解临床症状，使血淀粉酶快速下降并减少并发症,提高治愈率。

2.抑制胰酶活性,减少胰酶合成

(1)抑肽酶:抑制肠肽酶,中断胰腺炎症的瀑布效应,应早用,剂量宜大。

(2)加贝脂:为一种非肽类蛋白分解酶抑制剂,对胰蛋白酶具有极强的抑制作用,另外对肝胰壶腹部括约肌有松弛作用,可减缓疼痛。

(3)乌司他丁:是从人尿中提取的糖蛋白,为一种蛋白酶抑制剂,可以抑制胰蛋白酶等各种胰酶,减轻胰腺自身消化造成的损伤。

3.镇痛

常用的有山莨菪碱或哌替啶肌肉注射;0.1%普鲁卡因静脉滴注,但一般不用吗啡和胆碱能受体抑制剂。

4.抗生素的应用

胆源性胰腺炎可选用氨基糖苷类、喹诺酮类、头孢菌素类及抗厌氧菌药物,其他病因的轻型急性胰腺炎也可不用。

重症急性胰腺炎治疗原则如下。

1.内科治疗

(1)禁食及胃肠减压:可减少胰腺分泌,减少胃酸的刺激及减轻肠胀气和肠麻痹,在重症急性胰腺炎中,只要腹痛缓解,血清淀粉酶等化验指标接近正常,没有其他并发症也可以开始进食,应采取个体化的原则。

(2)营养支持:营养支持治疗在胰腺炎尤其是重症急性胰腺炎中的治疗作用已得到普遍肯定。营养支持常贯穿于重症急性胰腺炎的整个治疗过程中,对保护肠黏膜屏障作用、降低感染等

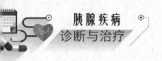

并发症十分重要,可以明显改善治疗效果。重症急性胰腺炎在心肺功能稳定、生命体征平稳的情况下,应尽早进行营养支持,初期的营养支持主要是肠外营养,但应尽早过渡到肠内营养,研究认为,个体化阶段性营养支持是治疗急性胰腺炎的合理营养方式。目前认为,空肠内输注营养不增加胰液分泌,可在内镜或X线引导下将鼻空肠营养管放置到屈氏韧带下方。肠内营养能维持肠屏障功能,是防止肠道衰竭的重要措施。

(3) 应用广谱高效抗生素:目前,重症急性胰腺炎患者的死亡原因80%为感染,因此预防和治疗感染已成为降低重症急性胰腺炎死亡率的关键。感染细菌极可能来自结肠内细菌的移位,抗生素的选择应是高效广谱。

(4) 生长抑素和生长激素联合疗法:在这一疗法中,生长激素的作用主要是促进蛋白合成、调节免疫和可能的抗感染效果。

(5) 抗休克:重症急性胰腺炎患者常有大量的体液丢失而造成有效血液循环量的减少,胰腺组织对血流量的变化极为敏感,有效血液循环量的减少可加重胰腺组织的坏死,因此应及时补足有效血液循环量,常用胶体液和晶体液,用量根据患者的血压、心率、神志、尿量等指标综合考虑。

(6) 纠正水、电解质及酸碱平衡紊乱。

(7) 糖皮质激素:一般不用,除非出现重要脏器严重并发症,常用的有甲基泼尼松龙。

(8) 中药:目前重症急性胰腺炎常用的中药是大承气汤和生大黄,生大黄对胰蛋白酶、胰脂肪酶、胰淀粉酶具有明显的抑制作用,从而有利于抑制胰酶的自身消化;生大黄所含的番泻苷甲可以促进肠道排空以减少胰腺的分泌,生大黄具有止血和降低血管通透性的作用,可防止和改善休克的产生和胰腺的血液循环。用法:生大黄 25～30 g/d,用开水 100～200 ml,浸泡 15～30 min 后,去渣分 3 次服用。

(9) 血浆置换:如有严重高脂血症可用血浆置换法降低血中甘油三酯含量。

2. 减少腹腔内有毒液体

重症急性胰腺炎患者腹腔内有积液时,积液中有大量血管活性物质及毒性细胞因子,这些物质对胰腺炎的恶化和全身病理生理变化影响很大。传统方法为手术清除加引流,该方法创伤大,感染机会多。目前,国内已有人试用在腹腔镜下做腹腔灌洗,并获初步成功。

3. 手术

适应证:①胆道梗阻,且病程<3 天;②急性病程稳定,且水、电解质及酸碱平衡基本正常;③胰腺脓肿或假性囊肿;④疑有穿孔或肠坏死。

4. 内镜治疗

对有胆源性胰腺炎患者应实行早期内镜下逆行胰胆管造影术,其首选治疗是内镜下行 Oddi 括约肌切开或放置鼻胆管引流,条件许可时可行胆管结石清除,以达到胆管引流通畅,减少胆汁胰管反流的目的,使重症胆源性胰腺炎患者病情迅速改善。

急性胰腺炎为何需要插胃管

由于急性胰腺炎时胰腺渗出、坏死物对胃肠道造成刺激,急

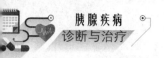

性胰腺炎患者常常出现胃肠运动功能障碍,表现为恶心、呕吐,这时需要暂时禁食,让胰腺得到充分的休息;因为水和食物可能刺激胰腺分泌,加重病情,因此需要留置胃肠减压管(插胃管)进行胃肠减压,将胃酸等消化液抽出,减少对胰腺的刺激、促进胰腺功能的恢复。

而有些患者虽然恶心、呕吐不明显,但是腹胀十分严重,还伴有停止排便、排气等麻痹性肠梗阻的症状,这种情况下也需要放置胃管,以吸引出胃肠道内的气体、降低胃肠道压力;但是需要注意不要放置时间过长,一旦腹胀症状明显改善即可拔除胃管。

同时也可以通过胃管注入一些促进胃肠道运动的药物,如大黄等,以刺激肠道运动功能恢复、减少肠道细菌易位到腹腔引起严重感染的机会。

急性胰腺炎时抑制或减少胰液分泌的方法是什么

急性胰腺炎抑制或减少胰液分泌的方法,首先是绝对禁饮食,不要吃任何东西,也不要喝水,这样能够有效地抑制胰腺的分泌,从而减轻胰腺负担。此外,还可以应用减少胰液分泌的药物对症处理,比如生长抑素,具有抑制胰液和胰酶分泌以及抑制胰酶合成的作用,可以选择生长抑素,还可以应用生长抑素的类似物,比如奥曲肽持续静脉滴注,一般治疗疗程3~7天。大多数患者经治疗后病情可以得到有效控制。

急性胰腺炎如何止痛

止痛是急性胰腺炎的重要辅助治疗措施,可根据病情慎重选择止痛药物。轻症急性胰腺炎也可伴有剧烈的腹痛,中重症急性胰腺炎及重症急性胰腺炎的腹痛程度虽然和病情的严重程度不平行,但是剧烈腹痛会导致患者精神烦躁、全身炎症进展、呼吸幅度受限甚至不能配合治疗,因此止痛是急性胰腺炎的重要辅助治疗措施,可根据病情慎重选择止痛药物。可在严密观察病情下注射盐酸布桂嗪(强痛定)、盐酸哌替啶(杜冷丁)等。不推荐应用吗啡类药物或胆碱能受体拮抗剂如阿托品、山莨菪碱(654-2)等,因吗啡类会收缩 Oddi 括约肌,胆碱能受体拮抗剂则会诱发或加重肠麻痹。常规药物疼痛控制欠佳时也可考虑采用麻醉类镇静药,如右旋美托咪啶、芬太尼、咪达唑仑等。

急性胰腺炎何时需要内镜下逆行胰胆管造影

伴发胆总管结石嵌顿且有急性胆管炎的急性胆源性胰腺炎,推荐入院 24 小时内行内镜下逆行胰胆管造影;伴发胆总管结石嵌顿但无明确胆管炎的患者,推荐在入院 72 小时内行内镜下逆行胰胆管造影。

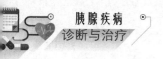
急性胰腺炎时如何缓解腹胀

急性胰腺炎是临床上常见的急腹症,急性胰腺炎出现腹胀时消除的方法一般包括以下几方面。

第一方面,患者应该严格禁食、禁水,必要时通过胃肠减压管来减轻腹胀。通过下胃肠减压,能够吸出胃内的气体以及一些胃液,有利于减轻患者恶心、呕吐、腹胀等症状。

第二方面,通过温盐水或者肥皂水,包括中药熬成的汤剂进行直肠灌肠,这样能够刺激肠道蠕动,减轻肠道负担,有利于腹胀症状的恢复。

第三方面,可以采取一些中医针灸、理疗,或者微波理疗的方式,通过微波能够使肠道蠕动加强,针刺足三里或者按摩可以刺激肠蠕动。这些方法都能够有效清除腹胀,有利于急性胰腺炎患者的治疗。

急性胰腺炎时如何预防休克

维持水、电解质平衡,密切观察患者生命体征、神志、皮肤黏膜温度和色泽;准确记录 24 小时出入水量和水、电解质失衡状况;必要时留置导尿,记录每小时尿量。早期应迅速补充液体和电解质。根据脱水程度、年龄和心功能,调节输液速度。重症胰腺炎患者易发生低钾血症、低钙血症,应根据病情予以及时补充,重症胰腺炎患者注意使用抗生素预防感染性休克。

急性胰腺炎时如何使用抗生素

抗生素在急性胰腺炎中的应用,是综合性治疗中不可缺少的内容之一。急性出血坏死性胰腺炎时应用抗生素是无可非议的。急性水肿性胰腺炎,作为预防继发感染,可以合理使用一定量的抗生素。胰腺炎合并感染时死亡率甚高,因此,在急性胰腺炎时怎样正确使用抗生素是一个重要的课题。

急性胰腺炎中抗生素应用原则:能透过血-胰屏障,能在胰腺组织内形成有效浓度,能有效抑制已知的致病菌。

近些年研究,胰腺感染的菌种出现的频率从高到低依次为:大肠杆菌、肺炎克雷伯杆菌、肠球菌、金葡菌、绿脓杆菌、奇异假单胞菌、链球菌、产气肠杆菌、脆弱类杆菌等。近年来真菌(念珠菌)感染有所增加。经研究发现超广谱的抗生素,亚胺培南西司他丁(泰能)及环丙沙星能够抑制以上的细菌(脆弱杆菌除外);头孢他啶(复达欣)、头孢噻肟、利福平能够抑制上述 9 种中的 5 种菌,克林霉素能抑制 3 种菌,而甲硝唑只能抑制脆弱类杆菌。

内镜下逆行胰胆管造影对急性胰腺炎有什么治疗作用

急性胰腺炎在伴有胆管炎或胆道梗阻的情况下,早期(入院

后24～72小时内)行内镜下逆行胰胆管造影能减少死亡率或局部及全身并发症。

无论病情轻重,胆源性胰腺炎患者均应严格控制内镜下逆行胰胆管造影适应证。

1. 适应证

① 24～48小时内急性发病的患者,同时伴胆管炎的症状或体征(如发热、黄疸、败血症等)或伴持续胆道梗阻[结合胆红素>5 mg/dl(86 μmol/L)];

② 患者病情恶化(疼痛加重、白细胞下降)或伴肝病酶学改变;

③ 影像学检查(腹部超声、CT)提示存在胆总管结石。

2. 绝对禁忌证

① 生命体征不稳定导致不能使用镇静剂或进行全麻;

② 患者不同意进行 ERCP;

③ 内镜操作者经验不足。

3. 相对禁忌证

① 胃十二指肠病变或手术引起解剖学改变,使内镜无法到达十二指肠乳头;

② 存在严重凝血功能障碍。

急性胰腺炎的内科治疗有哪些

1. 抑制胰腺分泌

(1) 禁食及胃肠减压:可减少胰腺分泌,减少胃酸的刺激及减轻肠胀气和肠麻痹,在重症急性胰腺炎中,只要腹痛缓解,血清淀粉酶接近正常,没有其他并发症也可以开始进食,应采取个体化的原则。

(2) H_2 受体阻断药或质子泵抑制药:抑制胃酸分泌以保护胃黏膜及减少胰腺分泌胰液。

(3) 生长抑素及类似药物:临床报告普遍认为该类药物是目前治疗胰腺炎有效药物,具有多种内分泌活性,可以抑制胃酸分泌;抑制胰腺的外分泌,使胰液量、消化酶分泌减少;抑制胰岛素、胰高血糖素、胆囊收缩素等多种激素,被认为对胰腺细胞具有保护作用,可阻止胰腺炎的进展。在急性胰腺炎早期应用,能迅速控制病情、缓解临床症状,使血淀粉酶快速下降并减少并发症,提高治愈率。

2. 抑制胰酶活性,减少胰酶合成

(1) 抑肽酶:抑制肠肽酶,中断瀑布效应,宜早应用,剂量宜大。

(2) 加贝脂:为一种非肽类蛋白分解酶抑制剂,对胰蛋白酶具有极强的抑制作用,另外对肝胰壶腹部括约肌有松弛作用。

(3) 乌司他丁:是从人尿中提取的糖蛋白,为一种蛋白酶抑制剂,可以抑制胰蛋白酶等各种胰酶。

3. 镇痛

常用的有山莨菪碱或哌替啶肌肉注射,0.1%普鲁卡因静脉滴注,但一般不用吗啡和胆碱能受体抑制剂。

4. 抗生素的应用

胆源性胰腺炎可选用氨基糖苷类、喹诺酮类、头孢菌素类及抗厌氧菌药物。重症急性胰腺炎患者的死亡原因80%为感染,

因此预防和治疗感染已成为降低重症急性胰腺炎死亡率的关键,感染细菌极可能来自结肠内细菌的移位,抗生素的选择应是高效广谱。其他病因的轻型急性胰腺炎也可不用。

5. 抗休克

重症急性胰腺炎患者常有大量的体液丢失造成有效血液循环量的减少,胰腺组织对血流量的变化极为敏感,有效血液循环量减少而加重胰腺组织的坏死,因此应及时补足有效血液循环量,常用胶体液和晶体液,用量根据患者的血压、心率、神志、尿量等指标综合考虑。

6. 纠正水、电解质及酸碱平衡紊乱

7. 糖皮质激素

一般不用,除非出现重要脏器严重并发症,常用的有甲基泼尼松龙。

8. 中药

目前重症急性胰腺炎常用的中药是大承气汤和生大黄,生大黄对胰蛋白酶、胰脂肪酶、胰淀粉酶具有明显的抑制作用,从而有利于抑制胰酶的自身消化;生大黄所含的番泻苷甲可以促进肠道排空以减少胰腺的分泌,生大黄具有止血和降低血管通透性的作用,防止改善休克的产生和胰腺的血液循环。用法:生大黄 25～30 g/d,用开水 100～200 ml 煮 15～30 min 后,去渣分 3 次服用。

9. 血浆置换

如有严重高脂血症可用血浆置换法降低血中甘油三酯含量。

急性胰腺炎有哪些外科干预

在急性胰腺炎早期腹腔高压无法控制,或后期进阶式微创引流失败时,可考虑外科手术。

急性胰腺炎早期开腹清创因高并发症及死亡率,现已很少应用。内镜下清创可使90%的坏死性急性胰腺炎得到完全缓解,是目前推荐的治疗急性胰腺炎合并感染性胰腺坏死的可选方法,可降低菌血症、多器官功能衰竭、术后并发症的发生率及减少住院时间。在进阶式微创引流/清除术失败且坏死组织界限明确不再扩展时,或合并严重并发症如在急性胰腺炎早期阶段严重的、保守治疗无法缓解的腹腔间隔室综合征(abdominal compartment syndrome, ACS),或在急性胰腺炎后期阶段出现结肠瘘、肠壁坏死及多瘘口的患者,外科治疗仍为首选。

急性胰腺炎术后应注意哪些问题

急性胰腺炎手术之后,一般需要注意观察排气,排气之后才可以适量地进一些稀的流食,不能吃油腻的食物、不好消化的食物,可以适量地喝点小米粥,吃一些软面条之类的。

平时还应该注意,吃饭的时候需要做到细嚼慢咽,不要暴饮暴食,尽量做到少食多餐,避免加重胰腺炎的病情,还应该注意

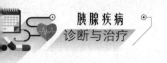

禁止吸烟、喝酒,不要吃辣椒之类的刺激性特别强的食物,如果出现不舒服的症状时,应该采取对症治疗措施。平时可以适量运动,能够促进胃肠蠕动帮助消化,但是不要劳累过度,尽量保持心情舒畅。

急性胰腺炎恢复期有哪些注意事项

在恢复期胰腺炎患者一定要注意,应该少食多餐,严格禁酒,避免吃油腻、高胆固醇的食物;应该以清淡饮食为主,避免吃辛辣刺激性的食物;饮食上一定要以馒头、花卷、面包、稀软的面条为主食,可以适量地吃一些新鲜的蔬菜和水果。包括恢复期患者一定要监测血糖,因为有可能由于胰腺 B 细胞破坏过多导致胰岛素分泌不足,往往容易并发胰源性糖尿病。发现血糖增高时要及时给予口服药物控制或者应用胰岛素,在恢复期都需要注意。

急性胰腺炎出院后有哪些注意事项

急性胰腺炎患者出院后注意以下几方面。

(1) 生活饮食:避免暴饮暴食、过量饮酒,注意饮食从流食开始慢慢恢复正常饮食。

(2) 治疗原发病:目前国内最常见胰腺炎多由胆石症引起,患者应及时取出胆结石、胆管结石进行治疗。高脂血症性胰腺炎,应积极进行降脂、减肥治疗。胆胰发育异常可进行 ERCP 手术,解决胰胆管合流异常问题,甲旁亢患者进行相应的甲旁亢治疗。

(3) 按时复查:出院半年内 1~2 月复查一次胰腺 B 超及淀粉酶,如出现发热、腹痛、恶心、呕吐等症状应及时回院治疗。

急性胰腺炎患者需要禁食多长时间

急性胰腺炎分三种情况,轻症急性胰腺炎、中度重症急性胰腺炎、重症急性胰腺炎。

轻症急性胰腺炎占 80%~90%,轻症急性胰腺炎经过保守治疗,大部分一周左右就可以痊愈。通过禁食,一些药物的干预,抑制胰腺的分泌,甚至一些抗生素的治疗,都可以使急性胰腺炎症状缓解。

但是重症急性胰腺炎以及中度重症急性胰腺炎,可能禁食时间就稍微要延长一些。根据全身症状,胰腺局部的情况,是否合并功能不全,是否合并胰腺的渗出、出血和坏死,来相应地确定禁食时间,往往需要 2~3 周甚至更长的时间。

重症急性胰腺炎患者如何加强营养支持

急性重型胰腺炎的营养支持可概括为三个阶段:第一阶段应以全胃肠外营养为主,一般需 2~3 周;第二阶段通过空肠置管,予

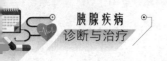

以肠道要素饮食2~3周,胃肠造口注肠道要素饮食,仍有一定的胰酶刺激作用,因此,早期肠内营养(early enteral nutrition, EEN)不宜过早使用;第三阶段逐步过渡到口服饮食。口服饮食开始的时间至关重要,必须对患者的全面情况进行综合评估后,再逐步开始进食。

中医药治疗急性胰腺炎有哪些作用

中药作为急性胰腺炎的治疗方法之一,有良好的疗效。单味中药,如生大黄口服或灌肠、芒硝外敷等可缓解腹痛、腹胀、全身炎症反应;复方制剂,如清胰汤、大承气汤、柴芍承气汤有抗炎、缓解肠麻痹、保护肠黏膜屏障等作用。

急性胰腺炎预后如何

急性胰腺炎是临床上比较常见的急腹症,胰腺炎的预后主要取决于病情的严重程度,早期的轻型急性胰腺炎预后都比较良好,治疗之后很少发生复发或出现并发症的问题。急性重症出血坏死性胰腺炎预后相对较差,由于胰腺组织被大量破坏,患者会产生并发症和后遗症,包括胰源性糖尿病、慢性胰腺炎导致的腹泻、脂肪泻以及腹部慢性疼痛等症状。急性胰腺炎患者在治疗以后,饮食上一定要注意避免吃辛辣、刺激性的食物,应该以低盐、低脂、低油腻的食物为主,多吃新鲜的蔬菜和水果,有利于急性胰腺炎病情的恢复,减少复发。

急性胰腺炎恢复期如何饮食调节

腹痛和呕吐基本消失后,可先给予不含脂肪的纯碳水化合物流食,包括米汤、稀藕粉、果汁、菜汁等。待胃肠道适应后,在此基础上适当增加萝卜粥、冲蛋清(不用含脂肪的蛋黄)。缓解后改为无脂肪(或极低脂肪)的半流食,内容除流食外还包括米粥、素面片、挂面、面包、饼干(少油)及少量碎软蔬菜、水果等。应保持维生素供应充足。

忌用引发胃液及胰液分泌的食物,如肉汤、鸡汤、鱼汤、牛奶、蛋黄等。禁止饮酒、忌暴饮暴食。

胰腺假性囊肿是否需要特殊处理

一般认为假性囊肿早期(6周以内)或者囊肿体积较小者(囊肿直径<6 cm)、无临床症状及并发症的,无须特殊处理,以随访观察为主,半数左右可自行吸收,可进行营养支持治疗及抗感染治疗等。对于囊肿较大者(囊肿直径>6 cm)、随访观察发现不吸收、伴有囊肿压迫症状或出现囊性感染、破裂、出血、胰瘘等并发症的,应积极予引流或者手术治疗。

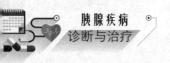

胰腺假性囊肿的外科治疗有哪些

对于囊肿较大者(囊肿直径＞6 cm)、随访观察不吸收、伴有囊肿压迫症状或出现囊性感染、破裂、出血、胰瘘等并发症的,应积极予以外科引流,引流的囊液应进行细胞学和肿瘤标记物等检查。外科治疗包括传统的经皮穿刺置管引流术(pevcutaneous catheter dramage, PCD)、开放腹部手术和近年来开展的腹腔镜手术和内镜引流技术。

1. 经皮穿刺置管引流术

经皮穿刺置管引流术(PCD),可在 B 超或 CT 引导下进行,操作便捷,具有较高的短期成功率,常用于直径较大囊肿,一般用于 10 cm 以上者;囊肿生长迅速,或合并无法缓解的持续性疼痛的患者;经过 6 个星期的非手术治疗观察,囊肿未吸收。

其具体操作方法为:先使用超声检查,确定囊肿位置及大小,选取合适点在超声引导下进针,经表皮向囊肿刺入,拔除针芯,见囊液从针管流出后将导丝插入针管至囊肿腔,拔去针管并沿导丝置入引流管,再退出导丝,最后将引流管接入引流袋中。连接引流袋后进行持续引流,待囊肿塌陷且外引流量＜10 ml/d 时即可拔管,拔管前进行超声或 CT 检查,看愈合情况及有无复发。

PCD 治疗胰腺囊肿安全性和有效性较好,但常有复发、感染、出血、穿孔及胰瘘等并发症发生。易形成胰液外漏和电解质丢失,是仅适用于快速解除症状的临时措施,用于症状明显又不适合内引流术的情况。

2. 内镜下引流术

内镜下引流术并发症发生率及复发率都较低,治疗效果好,具有创伤性小,住院时间短,治疗成本低等优势,成为治疗胰腺假性囊肿的首选方法。内镜治疗胰腺假性囊肿是通过内镜建立囊肿与消化道间的通道,使囊液通过通道流入胃肠道从而达到治疗目的。具体要根据囊肿位置与周围器官的解剖结构关系决定,手术关键是清除囊内坏死组织和分隔,吻合口要低,以免坏死物和食物残渣潴留囊内并发感染。其主要治疗方式有内镜下经十二指肠乳头囊肿引流术(ETCD)、内镜下经胃肠道穿刺置管引流术及超声内镜引导下囊肿胃肠道置管引流术。

3. 囊肿切除术

适用于较小的囊肿或引流效果不佳的多发囊肿,特别适用于位于胰体尾部且被膜完整的囊肿。

4. 胰腺部分切除术

有胰腺严重病变或不能排除胰腺肿瘤者,可行胰腺切除术。

胰腺脓肿如何治疗

治疗方法主要为外科手术或引流,内科治疗为基础,主要是以抗生素治疗为主,需要用广谱的抗生素,一般选择三代以上的

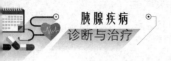

头孢,如头孢哌酮舒巴坦钠、头孢曲松钠。同时,需要禁食水、胃肠减压,营养支持等方式处理。

如何预防急性胰腺炎再发

急性胰腺炎有反复发作的趋势,预防措施包括去除病因和避免诱因。

(1)胆道疾病:预防首先在于避免或消除胆道疾病。例如,预防肠道蛔虫,及时治疗胆道结石以及避免引起胆道疾病急性发作,都是避免引起急性胰腺炎的重要措施。

(2)酗酒:平素酗酒的人由于慢性酒精中毒和营养不良而致肝、胰等器官受到损害,抗感染的能力下降。在此基础上,可因一次酗酒而致急性胰腺炎,所以不要大量饮酒也是预防方法之一。

(3)暴饮暴食:可以导致胃肠功能紊乱,使肠道的正常活动及排空发生障碍,阻碍胆汁和胰液的正常引流,引起胰腺炎,所以不可暴饮暴食。

(4)上腹损害或手术:内窥镜逆行胰管造影也可引起急性胰腺炎,此时医生和患者都要警惕。

(5)其他:如感染、糖尿病、情绪及药物都可引起该病。还有一些不明原因所致的急性胰腺炎,对于这些预防起来就很困难了。

第一次患急性胰腺炎治愈后不要急于出院,要积极配合检查,尽量找出病因。

急性胰腺炎并发症如何治疗

1. 局部并发症的治疗

急性胰腺炎局部并发症包括急性胰周液体积聚（acute peripancreatic fluid collection，APFC）、急性坏死物积聚（acute necrotic collection，ANC）、胰腺假性囊肿（pancreatic pseudocyst，PPC）、包裹性坏死（walled-offnecrosis，WON）和感染性胰腺坏死（infected pancreatic necrosis，IPN）。

没有感染征象的部分急性胰周液体积聚（APFC）和急性坏死物积聚（ANC）可在发病后数周内自行消失，无须干预，仅在合并感染时才有穿刺引流的指征。部分无症状假性囊肿（PPC）及包裹性坏死（WON）可自行吸收。急性胰周液体积聚（APFC）可待胰腺假性囊肿形成后（一般＞6周），考虑行进阶式微创引流/清除术（不限定手术方式）。对于有症状或合并感染、直径＞6 cm的假性囊肿及包裹性坏死可施行微创引流治疗。在引流之前需针对性选择增强CT、MRI、MRCP、EUS等排除囊性肿瘤、假性动脉瘤、肠憩室及非炎症性的液体积聚等情况。

胰周液体积聚或感染性坏死引流可选CT或超声引导下的经皮引流术，也可选择超声内镜引导下的经胃或十二指肠引流术。有感染征象的患者可先予广谱抗菌药物抗感染，根据穿刺液培养结果选择针对性抗菌药物。坏死伴感染是坏死组织清除术治疗的指征，从传统开腹清创变为进阶式微创引流/清除

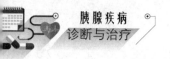

术,即首先选择 CT 引导下经皮穿刺置管引流术(percutaneous catheter drainage, PCD)或超声内镜经胃/十二指肠穿刺支架引流(endoscopic transmural drainage, ETD),然后在 PCD 基础上选择经皮内镜坏死组织清除术,在 ETD 基础上行内镜直视下坏死组织清除术和以外科腹腔镜为基础的视频辅助腹腔镜下清创术等多种方式,可减轻胰周液体积聚及压力,究竟采用何种治疗方式取决于患者的一般情况、病变部位、操作器械及条件等因素。胰周液体积聚或感染性坏死引流可选 CT 或超声引导下的经皮引流术,也可选择超声内镜引导下的经胃引流术。经皮穿刺置管引流应避免损伤重要结构如肠管、血管等,并且选择距离引流病灶最短路径。当引流量每 24 小时 <10 ml,复查 CT 确定腔隙减少、消失、无胰瘘时可拔管。对于有胰管离断综合征的患者有假性囊肿复发倾向,可延长胰管支架留置时间。

2. 全身并发症的处理

针对早期全身炎症反应综合征(systemic inflammatory reaction syndrome, SIRS)的治疗因单一靶向药物治疗效果欠佳,重症急性胰腺炎腹腔灌洗联合腹透虽有一定效果,但有较大的腹腔出血及感染扩散风险。胰性脑病没有针对性治疗,及时有效控制急性胰腺炎病情是预防和治疗胰性脑病的关键。重组人生长激素对早期胰性脑病有治疗效果,但机制不明。推荐禁食 >10 天的患者应给予维生素 B_1 治疗,直至患者开始正常饮食,这有助于改善胰性脑病的临床症状,降低死亡率。同时应注意镁的补充。

对于腹腔内高压(intra-abdominal hypertension, IAH)应采

取积极的干预措施,包括但不限于液体管理、肠道功能维护和胰周液体引流。若外引流无效,还可使用血液净化、微创减压及开腹减压术等。

（尹振花）

慢性胰腺炎

慢性胰腺炎是由于各种原因,比如酗酒、胆道疾病、遗传因素等,引起的胰腺局部性或弥漫性的慢性炎症。胰腺是人体第二大腺体,是消化作用最强的器官,具有外分泌和内分泌两大主要功能。外分泌功能主要负责消化我们摄入的食物,帮助人体更好地消化吸收营养物质;内分泌功能主要负责产生各种激素,调节机体代谢,尤其是参与血糖的调节。

正常情况下,由胰腺所分泌的胰液是体内消化过程中的"主力军",并且只消化我们摄取的食物。但在某些致病因素的影响下,胰液可能过多分泌和(或)胰管内压力过高,导致了胰腺细胞的损伤,进而激活了胰液中的消化酶,引起胰腺的自身消化,这个过程相当于致病因素导致的胰腺"自杀"。

慢性胰腺炎的病情一般会逐渐加重,并且伴随着胰腺内、外分泌功能不可逆转的损伤。胰腺外分泌功能不全,可见到患者出现腹部疼痛、腹胀腹泻等情况;胰腺内分泌功能不全,可见到患者出现糖耐量的异常,甚至是糖尿病的发生。

慢性胰腺炎有什么特点

随着慢性胰腺炎病情的逐渐进展,胰腺的正常功能受到影响,进行性地下降。其中,患者最主要的症状是腹痛,且腹痛的性质多为持续性的钝痛。其次,随着胰腺外分泌功能的不断减退,患者也会出现油花样大便,进食油腻食物后可以看到大便中的油滴。

当存在反复发作的胰腺外伤,或者有持续不断的应激作用时,胰腺器官会出现不同程度的损伤,比如胰腺的萎缩、破坏和纤维化。可以把胰腺想象成房间,不论是从外面不断地伤害,还是从内部持续地刺激;"房间"即胰腺本身都会受到不同程度的破坏。

当致病因素不断作用于胰腺时,胰腺的实质组织逐渐纤维化,实质组织不断减少,胰腺功能就会受到影响。可以简单理解为,由于不断地损伤,导致了胰腺内有功能的、人体所需的能够"干活"的细胞和组织逐渐减少,相应的功能受到破坏甚至衰退,患者会发生慢性疼痛、腹胀腹泻或是糖尿病等症状。

慢性胰腺炎与急性胰腺炎有什么关系

如果导致胰腺炎的致病因素没有纠正,那么患者的胰腺炎可能会经常复发。正如上述,胰腺在经历反复损伤后,实质细胞

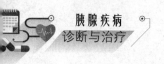

逐渐减少,胰腺的正常功能就会受到影响甚至衰退。

有研究报告称,病情进展为慢性胰腺炎的过程中,酒精、烟草、急性胰腺炎的复发等都是独立的影响因素。而在这些影响因素里,因酒精作用而进展为慢性胰腺炎的患者数量最多。另外,若患者不遵守戒烟限酒的原则,那么其进展为慢性胰腺炎的风险也会大幅增加,这可能提示了酒精和烟草的双重暴露也是促进慢性胰腺炎进展的关键。

从实际数据来看,在4～8年的随访期内,急性胰腺炎患者发展为慢性胰腺炎的风险为5％～25％。也就是说,当急性胰腺炎的患者在引起胰腺炎的各种因素持续反复作用下,4～8年内100名患者中,有5～25名患者会发展成为慢性胰腺炎。

然而,同时也有研究提出,慢性胰腺炎的发生可能仅仅与胰腺自身的某种变化有关,比如基因突变、酶折叠错误、应激作用等,而与急性胰腺炎无关。

因此,就目前研究来说,急性胰腺炎与慢性胰腺炎之间的关系仍存在争议,尚未达成共识。

慢性胰腺炎的病因有哪些

慢性胰腺炎的病因复杂,可以由遗传因素、环境因素和(或)其他因素共同引起。

1. 胆道疾病

胆道疾病引起的慢性胰腺炎最为多见。常见的疾病有胆囊、胆管结石,其次为胆囊炎、胆道狭窄、肝胰壶腹括约肌功能障碍等。胆道疾病引发胰腺炎的机制大致为:壶腹部发生梗阻,使正常情况下能够顺利流经的胆汁通过共同通道反流入胰管;或是胰腺本身分泌的胰液不能够顺畅的流出,导致胰液中胰酶原的激活,进行自身消化,从而引起胰腺炎。

胆道疾病能够诱使胰腺炎频繁发作,也能使得胰腺逐渐发生狭窄或钙化,从而促进慢性胰腺炎的进展。

2. 慢性酒精中毒

因酒精因素罹患慢性胰腺炎的患者也很常见。

当酒精作用于胰腺时,会对胰腺产生毒性作用,对胰腺实质造成进行性的损伤而导致实质组织纤维化,这种情况下胰腺内部能够"干活"的实质细胞就会越来越少。同时,酒精也能够刺激胰腺的分泌,使得胰液中胰酶和蛋白质的含量增加,结合其他的致病因素后即可推动慢性胰腺炎的发展。

3. 遗传因素

慢性胰腺炎也可由于遗传因素而发生,但此类患者多数具有家族史,发病年龄通常也较早,男女发病率大致相同。

4. 其他因素

高钙血症、高脂血症、吸烟、自身免疫性疾病等也都是导致慢性胰腺炎发生发展过程中的危险因素。其中高钙血症一般是指血清钙浓度高于 2.75 mmol/L,高钙既能诱导胰蛋白酶原的激活使得胰腺发生自身消化,也可刺激胰液分泌增多,还可以促进胰管结石的生成造成胰管梗阻。高脂血症中,高胆固醇血症指血清胆固醇水平超过 6.2 mmol/L,高甘油三酯血症指血清甘油

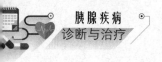

三酯水平超过 2.3 mmol/L。

慢性胰腺炎如何分类和分型

慢性胰腺炎根据不同的分类方法可以进行不同的分类。

按照病因来分类,慢性胰腺炎可以分为毒物代谢性、特发性、遗传性、自身免疫性、复发性、梗阻性和重症急性胰腺炎相关性等,以上类别分别对应不同的危险因素。

按照病理变化分类,可分为慢性钙化性胰腺炎、慢性梗阻性胰腺炎和慢性炎症性胰腺炎。

按照组织学分型,慢性胰腺炎可以分类如下(表 2):

表 2　慢性胰腺炎的分类及致病因素

类　　型	致病因素
慢性钙化性胰腺炎	酒精、遗传、高脂血症、高钙血症、药物等
慢性阻塞性胰腺炎	狭窄性十二指肠乳头炎、胰腺分裂症、损伤等
慢性炎症性胰腺炎	血管因素、糖尿病等
自身免疫性胰腺炎	硬化性胆管炎、原发性胆汁性肝硬化、干燥综合征等

慢性胰腺炎有哪些主要临床表现

慢性胰腺炎的临床表现轻重不一,等到患者病情进展后,胰腺组织和功能上的改变大多已经到了不可逆转的时期。

在疾病早期阶段,患者可以没有任何的不适或被其他疾病的症状掩盖,此时胰腺功能正常。疾病中期阶段,患者主要表现为腹痛,此时胰腺的功能已经逐渐损伤,但仍可处于胰腺功能的代偿期。疾病晚期阶段,胰腺已经出现广泛的纤维化,如同拆迁后的"房间"一样"破损"严重,此时胰腺功能无法代偿而进入失代偿期,患者会出现腹泻、吸收不良、消瘦和糖尿病等表现。

1. 腹痛

是慢性胰腺炎最主要的症状。疼痛常位于中上腹部,多在剑突下或稍偏左,也可以放射至背部而出现背部疼痛。根据患者描述,疼痛的性质多为持续性钝痛,但也可表现为顽固性的剧烈疼痛。

一般来说,慢性胰腺炎的腹痛症状可以持续数天或数周,上腹部有深压痛。如果患者取前倾坐位、侧卧蜷曲位或是弯腰,可以一定程度上缓解疼痛,但如果处于仰卧位或进食后,腹痛可以有不同程度的加重。

2. 胰腺外分泌不足的表现

胰腺外分泌功能的主要作用是消化我们所摄入的食物,随着慢性胰腺炎的病情加重,消化碳水化合物、蛋白质和脂肪的功能也随之下降。

早期阶段可以没有任何临床症状,轻中度的患者也可以只表现为食欲减退、腹胀等消化不良的症状。值得一提的是,由于进食后腹痛可能加重,部分患者会出现害怕进食的情况,从而导致营养不良,缺乏维生素。

但当慢性胰腺炎进展到后期时,胰腺外分泌功能明显减退,患者会出现体重减轻、腹泻等症状。大便每日 3～4 次,呈油花

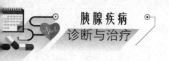
样、量多、有气泡,伴有恶臭。

3. 胰腺内分泌不足的表现

胰腺内分泌功能主要是分泌人体所需的激素,其中最主要的是胰岛 β 细胞分泌的胰岛素,用以调节人体内血糖水平。

而慢性胰腺炎则会破坏胰岛 β 细胞,影响胰岛素的分泌,进而使得血糖的正常调节受到破坏。其相关机制是由于胰腺的慢性损伤,能够分泌胰岛素细胞的数量减少,调节血糖的能力随之下降;同时患者伴有不同程度的外周血和肝胰岛素抵抗,最终会出现糖耐量异常或者发生糖尿病。

但一般来说,至少 80% 的胰腺组织被破坏时才会出现糖耐量异常或者发生糖尿病。

4. 黄疸

各种原因导致胆总管狭窄时,患者会出现持续性或逐渐加重的黄疸,表现为皮肤、巩膜等部位的黄染和瘙痒。当黄疸进一步加深时,尿、痰、泪液及汗液均可被黄染。

慢性胰腺炎腹痛有什么特点和原因

腹痛可以分为两型:A 型是间歇性腹痛,疼痛发作的间歇期患者没有不适表现,这种类型的疼痛可以持续数月至数年;B 型是持续性腹痛,表现为长期连续的疼痛和(或)频繁的疼痛加重。

有调查显示,我国的慢性胰腺炎患者 80% 以上都是 A 型腹痛,B 型腹痛只占了 5%,也有大约 10% 的患者没有腹痛症状。也就是说,100名被诊断为慢性胰腺炎的患者中,大约有5名患者是长期疼痛或是频繁的疼痛加重,有10名患者可能并不出现腹痛,剩下的患者几乎均为间歇发作性的腹痛,在间歇期内患者并未感到疼痛。

关于腹痛,在临床表现中已述,疼痛常位于上腹部,多在中上腹部或左上腹部,也可向背部和肩部放射出现疼痛。疼痛发生时,持续性的钝痛最多见。患者取前倾坐位、侧卧蜷曲位或是弯腰时能够缓解疼痛,但仰卧或进食后,患者的腹痛可以有不同程度的加重。

胆管狭窄和十二指肠狭窄,目前被认为是产生胰腺外疼痛的原因。依然可以把胰腺想象为"房间",那么胆管狭窄和十二指肠狭窄可以理解为邻居家的"下水道"出现问题而殃及自家的"房间"。

胰腺内疼痛的原因可能是神经源性的疼痛或是胰管内压力增高所导致。这种情况可以类比为自家的"房间"出现问题,当自家的"下水道"及时得到疏通,即胰管内压力减低后,疼痛会有明显的减轻。

但关于疼痛出现的原因,仍然可能与多种因素有关,包括机械性因素、炎症、神经源性、内脏痛觉过敏等,详细机制还有待进一步的研究。

慢性胰腺炎对胰腺外分泌功能有哪些影响和危害

胰腺是人体内具有内分泌和外分泌双重功能的器官。胰

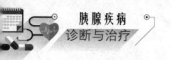

腺的外分泌物总称为胰液,里面包含着丰富的消化酶。大约90%的胰腺专用于分泌消化酶。这些酶有助于消化蛋白质、脂肪和碳水化合物这些营养物质,也有助于肠道吸收这些营养。

胰腺外分泌功能产生的酶包括:①胰腺蛋白酶(如胰蛋白酶、胰凝乳蛋白酶)—有助于消化蛋白质;②胰淀粉酶—有助于消化糖(碳水化合物);③胰脂肪酶—有助于消化脂肪。

人体在进食后,胰腺会分泌胰液,促进胆囊释放胆汁,帮助人体更好更高效地消化脂肪、碳水化合物和蛋白质等营养物质。但慢性胰腺炎患者病情逐渐进展后,胰液的分泌或者释放会受到影响,消化酶的分泌量逐渐降低,最终就会影响到食物的消化吸收,尤其是脂肪和蛋白质的消化和吸收发生障碍,从而导致患者出现营养性的消化和吸收不良。

主要临床表现包括:①腹部不适或腹胀;②腹部疼痛;③油腻含油的大便;④腹泻;⑤恶臭粪便;⑥不明原因的体重下降;⑦骨质疏松等。

对于胰腺外分泌功能,我们可以形象地比喻为"老板"给"工人"发工资。正常情况下,"老板"发工资,"工人"拿着工资完成工作,即对应胰腺分泌胰液,帮助消化。但当"老板"没钱甚至破产时,也就发不出工资,"工人"就会罢工,即对应胰腺本身出现问题后,致使胰液的减少,最终营养物质的消化吸收出现问题。

慢性胰腺炎腹泻有什么特点

当上述的"工人"只能拿到微薄工资时,也就是当胰腺外分泌功能已经明显不足,消化酶的分泌量已经明显降低时,患者会出现腹泻的情况。我国慢性胰腺炎患者脂肪泻的发生率为22.9％,大便呈油腻状态,每日3～4次,量多、有气泡、恶臭;实验室结果显示72 h粪便脂肪收集试验测定大便脂肪含量超过7 g/d,并可伴有不消化的肌肉纤维。

慢性胰腺炎对血糖有什么影响

除了与人体消化息息相关的胰腺外分泌功能,胰腺的内分泌功能也十分重要。

大约5％的胰腺会产生激素,用以帮助调节人体的新陈代谢。这些激素是由几种不同的细胞分泌,这些细胞像胰腺中的小岛一样凝聚在一起,也可以称为胰岛或是朗格汉斯岛。

胰腺胰岛中产生的激素包括:①胰岛素—有助于调节血液中的糖水平,降低血糖;②胰高血糖素—与胰岛素共同作用以保持血糖平衡,升高血糖;③生长抑素—帮助控制其他激素的释放;④胃泌素—帮助胃消化。

其中,胰岛素和胰高血糖素是胰腺分泌激素中最为重要的

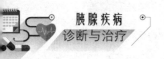
两种,它们能够有效地调节血液和人体细胞中的糖分水平,是人体进行血糖调节的重要机制之一。

日常生活中,胰腺像糖分"警察"一般,时刻监测着血液中的葡萄糖水平。当人体血糖水平低时,胰高血糖素就会刺激肝脏中的细胞将葡萄糖释放到血液中,用以升高血糖含量。当血液中的葡萄糖含量高时,胰腺不仅会停止胰高血糖素的释放,还会释放胰岛素至血液中,起到降低血糖的作用。正是因为胰腺这一机制,人体才能很好地控制着血糖的动态平衡。

然而,慢性胰腺炎能够破坏胰腺内具有分泌激素功能的细胞,如胰岛 β 细胞。

显而易见,当胰腺内能够"干活"的细胞逐渐减少,激素释放量就会逐渐不足,人体就不能控制血糖,使之处于动态平衡,再加上不同程度的胰岛素抵抗。此时患者会出现血糖升高、糖耐量异常,甚至糖尿病。此外,糖尿病也是慢性胰腺炎患者死亡率的独立预测因子。

慢性胰腺炎时的黄疸是怎样的

胰头部的急性、慢性炎症,胰腺假性囊肿等原因均可导致胆总管狭窄,胆汁排泄出现障碍,进而出现持续性或是逐渐加重的黄疸,表现为皮肤、巩膜等处的黄染和瘙痒,大便颜色减淡或呈陶土色。当患者黄疸逐渐加深时,尿、泪液及汗液也可被黄染。

暂时性的黄疸与胰腺炎的急性发作有关。当急性炎症好转时,黄疸表现可随之消失。

然而若在检查过程中存在黄疸的进行性增高,则必须考虑胰腺癌的可能性。此时要行进一步的影像学检查,若仍无法确诊,可在超声内镜的引导下行细针穿刺活检进行病理学检查。

慢性胰腺炎有哪些并发症

(1) 胰源性门静脉高压和上消化道出血:患者会有呕血和黑便症状,可能与胃底静脉曲张破裂出血、消化酶的侵蚀或者并发消化性溃疡有关。

(2) 胰腺假性囊肿:在胰管狭窄、梗阻、扩张和破裂的基础上缓慢形成的囊肿,多表现为慢性胰腺炎的症状。

(3) 胆道或十二指肠梗阻:主要是由于胰头部的显著纤维化,或者假性囊肿形成后压迫胆总管下段,十二指肠梗阻最主要的表现是呕吐。

(4) 胰源性胸水、腹水:浆液性、血性或乳糜性,但后两者较为少见。

(5) 胰腺癌:慢性胰腺炎是胰腺癌的危险因素之一。如果患者的腹痛明显加重,或是黄疸指标进行性的升高,就要警惕并发胰腺癌的可能。

(6) 胰瘘:包括胰腺外瘘和内瘘。外瘘多发生于胰腺活检、胰腺坏死和外科引流术后;内瘘常发生于主胰管或假性囊肿破裂后。

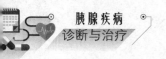
慢性胰腺炎假性囊肿有什么特点？
与急性胰腺炎时假性囊肿如何鉴别

急性胰腺假性囊肿是指内容物急性聚积形成的囊肿，多发生于重症的急性胰腺炎或者急性胰腺外伤后，也可发生于慢性胰腺炎急性发作之后。

一般来说，重症急性胰腺炎病程还未超过 4 周时，此时胰腺的周围虽然有液体的积聚，但缺少明确的囊壁。随着病程的继续，囊壁逐渐形成后才称之为急性胰腺假性囊肿。急性胰腺假性囊肿的内容物主要为坏死组织和胰酶等。

急性胰腺假性囊肿患者会出现发热、上腹部胀痛和压痛、肿块等症状；病情严重时也可能会突然恶化，常伴有多种并发症，如严重的感染，甚至发生感染中毒性休克。

慢性胰腺假性囊肿主要见于慢性胰腺炎。炎症、结石或肿瘤等因素造成了胰管的狭窄、梗阻、扩张和破裂，胰腺的周围成分逐渐积聚，就形成了慢性胰腺假性囊肿。

与急性胰腺假性囊肿不同的是，慢性胰腺假性囊肿从一开始就有相对固定的囊壁。

慢性胰腺假性囊肿，如果囊肿的体积不大，患者主要表现为慢性胰腺炎的症状，如上腹部及腰背部的疼痛、脂肪消化功能的障碍，甚至糖尿病。

慢性胰腺炎的病程如何分期

表3　慢性胰腺的病程分期

临床分期	临床特征
0期(亚临床期)	无症状
1期(无胰腺功能不全)	腹痛或急性胰腺炎
2期(部分胰腺功能不全)	胰腺内分泌或外分泌功能不全
3期(完全胰腺功能不全)	同时出现胰腺内外分泌功能不全
4期(无痛终末期)	同时出现胰腺内外分泌功能不全,且无疼痛症状

慢性胰腺炎有哪些辅助检查方法

针对慢性胰腺炎的检查,总体可以分为影像学检查、实验室检查和胰腺活检三个方面。

1. 影像学检查

包括腹部平片、腹部超声、内镜超声、胰腺 CT、胰腺MRI、磁共振胰胆管造影术(MRCP)和内镜逆行胰胆管造影术(ERCP)。

2. 实验室检查

(1)显微镜检查:可以观察到粪便中含有未消化的肌肉纤维和脂肪滴。

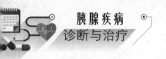
（2）粪便试验：可以运用苏丹Ⅲ试验、粪便脂肪定量测定等进行判断。

（3）胰腺的外分泌功能测定：包括直接和间接两种试验。

直接外分泌功能试验：是评估胰腺外分泌功能最敏感、最特异的方法。因为在该试验中，能够直接收集并检测胰腺分泌到小肠内的胰酶和碳酸氢盐的量，借此评价胰腺的外分泌功能。缺点是检验成本较高，而且属于侵入性检查范畴，因此在临床上使用相对受限。

间接外分泌功能试验：是通过检测粪便或血清中胰酶的减少量，或者通过测定底物的消化程度，间接地反映出胰腺的外分泌功能。包括粪便检测、呼气试验、尿液试验和血液检测，但其敏感性和特异性相对不足。

（4）胰腺的内分泌功能测定：包括糖耐量异常的评定、血胰岛素等指标的减少。

糖尿病的诊断标准为空腹血糖≥7.0 mmol/L 或随机血糖≥11.1 mmol/L 或口服葡萄糖耐量试验 2 h 血糖≥11.1 mmol/L。值得一提的是，对于还未诊断为糖尿病的慢性胰腺炎患者，建议每年都要做血糖检测，以便更好监测血糖变化。

（5）其他实验室检查：慢性胰腺炎急性发作时，患者的血清淀粉酶、脂肪酶可升高。

血钙、血脂和 IgG$_4$ 等一系列检查有助于明确慢性胰腺炎的病因。

血清 CA199 明显升高要怀疑胰腺癌的可能。

特发性慢性胰腺炎、青少年患者或有胰腺疾病家族史的患者也可行基因检测。

维生素、白蛋白、结合蛋白等指标可以帮助判断患者的机体营养状况。

3. 胰腺活检

胰腺组织活检是诊断的金标准,但属于有创性检查。因此一般不会常规使用,主要用于和胰腺癌的鉴别诊断。

慢性胰腺炎有哪些影像学征象

(1)腹部平片:腹部 X 线检查简单无创、价格便宜,能够发现部分患者胰腺的钙化灶和结石影。

(2)腹部超声:能够发现胰腺的形态学改变。胰腺纤维化时,胰腺的内部回声增强;胰腺内出现结石或钙化时,超声可见光团和声影;胰腺内存在囊肿时可见液性暗区。超声可以作为疾病的初筛检查。

(3)内镜超声(endoscopic ultrasonography, EUS):能够避免肠道内气体和脂肪对结果的干扰,主要表现为胰腺实质和胰管异常,如胰管结石、胰管狭窄或扩张等。目前认为 EUS 是诊断胰腺实质和胰管变化最合适和最敏感的影像技术。

(4)胰腺 CT:能够准确地诊断出慢性胰腺炎导致的胰腺钙化、胰腺实质萎缩和炎性肿块。

CT 最常见的胰管改变包括主胰管及其分支的扩张,表现为光滑、串珠状或形态不规则。

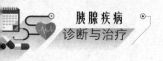

钙化是慢性胰腺炎晚期最特异性的表现,而 CT 是显示胰腺钙化的最优方法。

(5) 磁共振成像(MRI):患者胰腺 T1 加权序列正常高信号丢失;静脉注射钆对比剂后胰腺强化减低,延迟至静脉期,且腺体信号欠均匀。MRI 对慢性胰腺炎的早期改变更为敏感。

(6) 磁共振胰胆管造影术(MRCP):能够清楚地显示出胰管病变的部位、程度和范围。虽然对胰腺实质的改变较为敏感,但对钙化和结石的显示却不如 CT。

(7) 内镜逆行胰胆管造影术(ERCP):属于有创性检查,目前仅在诊断困难或需要治疗时选用,是现阶段十分重要的治疗手段,详见下述。

慢性胰腺炎如何在内镜下逆行胰胆管造影检查

经内镜逆行性胰胆管造影术(ERCP)是指将十二指肠镜插至十二指肠降部,找到十二指肠乳头后,由活检管道内插入造影导管至乳头开口部,注入造影剂进行 X 线摄片,以显示胰胆管的技术。由于 ERCP 创伤小、手术时间短、并发症也较外科手术少,因此 ERCP 已经成为胰胆疾病重要的诊断和治疗手段。

根据剑桥分型,通过 ERCP 可将慢性胰腺炎分为轻度、中度和重度。

表 4　慢性胰腺炎分型

类　型	ERCP 表现
轻　度	主胰管正常,分支胰管病变(超过 3 个)
中　度	主胰管病变,伴或不伴分支胰管病变
重　度	主胰管阻塞,严重不规则扩张、结石、有假性囊肿形成

在复发性急性胰腺炎中,最理想的情况是应用 ERCP 于治疗中,应用创伤性更小的影像学手段于疾病的诊断。同时,通过 ERCP 获得的胆汁也可用来化验,帮助胆道微结石的检出。

在慢性胰腺炎中,由于 ERCP 能够直接进入胰管,因此对有症状的胰管结石、胰管狭窄和假性囊肿的诊断治疗都有着十分重要的价值。

对于胰管结石,直径较小的可以直接行 ERCP 取石;直径较大的,可以先进行体外震波碎石术(extracorporeal shock wave lithotripsy, ESWL)碎石,再进行 ERCP 取石。胰管狭窄通过扩张和支架可以得到有效的治疗,置入胰管支架也可以不同程度缓解患者的疼痛。

但如果病情严重、心肺功能不全而不能耐受内镜检查的患者,对碘剂过敏者,上消化道梗阻无法插镜者,急性胆道感染者,应禁忌使用 EPCP。

慢性胰腺炎如何诊断

慢性胰腺炎诊断的要点在于首先确定患者是否患慢性胰腺

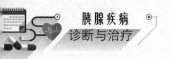

炎,再积极寻找其病因。

如果患者的临床表现提示慢性胰腺炎,通过影像学技术观察胰腺有无钙化、纤维化、结石、胰管扩张及胰腺萎缩等情况,以此收集慢性胰腺炎的证据。进一步评价胰腺的内外分泌功能,排除其他的可能疾病后即可达到确诊的目的。

主要诊断依据:①影像学的典型表现;②病理学的典型改变。

次要诊断依据:①反复发作的上腹痛;②血淀粉酶异常;③胰腺外分泌功能不全表现;④胰腺内分泌功能不全表现;⑤基因检测发现明确的致病突变;⑥大量饮酒史。

进行诊断时,上述主要诊断依据满足一项可进行确诊。但如果影像学或组织学呈现不典型表现,至少需要满足两项次要诊断依据才可确诊。

哪些疾病易与慢性胰腺炎混淆

(1) 胆道疾病:胆道疾病是引发胰腺炎的重要因素,因此其常常与慢性胰腺炎同时存在、互为因果,可以用影像学检查来区分两者。

(2) 胰腺癌:影像学和实验室检查结果对区分两者有一定的价值。通过胰液或者实行胰腺穿刺,检测出癌细胞的判断价值最高。

(3) 消化性溃疡及慢性胃炎:两者的临床表现与慢性胰腺炎有相似之处,但容易区分。

(4) 小肠性吸收功能不良:患有该病的患者也会出现脂肪

泻、营养不良、贫血、腹部不适或疼痛等症状。可以用D-木糖试验鉴别二者,慢性胰腺炎患者D-木糖试验结果正常。

(5)原发性胰腺萎缩:50岁以上的患者可以见到胰腺萎缩,尽管没有腹痛表现,但存在脂肪泻、食欲减退、体重减轻和全身水肿。鉴别其与慢性胰腺炎通常采用超声和CT影像学检查。

慢性胰腺炎患者的饮食有哪些注意事项

(1)禁酒限烟:一旦确诊患者为慢性胰腺炎,就应该明确的禁酒限烟。酒精和烟草都是致使慢性胰腺炎急性发作或者难以痊愈的重要原因。

(2)高蛋白低脂肪饮食:对于营养状况正常的慢性胰腺炎患者,应当坚持均衡饮食维持营养和健康。对于营养不良的慢性胰腺炎患者,建议少食多餐,进食高蛋白、高能量的食物。

慢性胰腺炎的患者,如果进食过多的脂肪,会使得胰腺功能发生进一步的衰退。因此,脂肪摄入量每日应控制在20 g以下,待病情逐渐好转后,可增加到每日40～50 g。

富含脂肪的肉类、果仁、油炸食品及点心类,应该尽可能避免。如果患者已经到了糖尿病阶段,则更需要控制碳水化合物的摄入量,并听从医嘱服用降糖药物或注射胰岛素。

(3)选择富含维生素的食物:多食绿叶蔬菜和水果。烹饪时的调味品不宜太酸或太辣,避免增加胃液的分泌,加重胰腺的负

担而带来不适。

(4) 少量多餐：拒绝过食饱餐，不狼吞虎咽，避免刺激性食物，以防止慢性胰腺炎的急性发作或者病情加重。

(5) 其他：有条件的患者，可以监测脂溶性维生素(A、D、E、K)和维生素 B_{12}、叶酸、硫胺素及微量元素的含量，如果结果提示某些元素不足，则需要加以相应的补充。

慢性胰腺炎的治疗原则是什么

慢性胰腺炎的治疗原则为消除病因，控制症状，改善胰腺功能，治疗并发症和提高生活质量。

假如慢性胰腺炎患者一直处于致病因素的作用下，导致病情进行性恶化，胰腺的功能会不停地受到破坏，甚至是衰竭，也就无法真正的控制和治愈疾病。

但由于慢性胰腺炎的致病机制尚未完全阐明，病因也极复杂。因此目前的治疗手段多为对症治疗，以达到症状的良好控制，比如通过胰酶制剂外源性的补充胰酶帮助消化吸收营养物质，以及内镜治疗缓解疼痛等。

随着慢性胰腺炎的进展，患者也可能发生上文所述的相应并发症，如消化道出血、胰腺囊肿和胰腺癌等。对于并发症的发生，需要认真评估病情，选用最恰当的方式进行治疗，避免并发症的影响，反而加重慢性胰腺炎的发展。

慢性胰腺炎患者，病情如果得不到良好的控制，会出现疼痛、消化不良、脂肪泻甚至糖尿病等一系列影响正常生活的症状,生活质量将会大打折扣。因此,对于慢性胰腺炎的治疗,最重要的原则就是使用各种治疗手段,不管是缓解最主要的疼痛,还是改善胰腺的内、外分泌功能,都是为了尽可能提高患者的生活质量。

慢性胰腺炎有哪些内科治疗方法

1. 病因治疗

禁酒限烟、积极治疗胆道疾病。高蛋白、低脂肪饮食,避免饱食、少食多餐等。戒酒可以使半数以上酒精性慢性胰腺炎患者的疼痛症状缓解,减慢胰腺实质的破坏。

2. 对症治疗

(1) 腹痛:止痛药先用小剂量非成瘾性镇痛药,顽固性疼痛可以选择手术方式缓解疼痛;胰酶替代治疗在缓解疼痛中也有一定的地位。

(2) 胰腺外分泌功能不全症状:足量的胰酶制剂替代治疗是主要的治疗方法,相当于外源性的给予消化酶,来辅助人体减退的消化功能进行营养物质的消化吸收。

如果治疗效果没有达到预期,加用 PPI 或 H_2 受体拮抗剂能够减少胃酸对胰酶的破坏,提高药物疗效。但是,在治疗期间也要留心因为胰酶制剂导致的不良反应。

(3) 合并糖尿病者给予胰岛素治疗:合并糖尿病的慢性胰腺炎患者对胰岛素较为敏感,因此给予胰岛素的剂量需要个体化

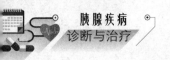
调节,针对不同患者、不同血糖程度进行调整,避免患者出现低血糖的情况。

(4)营养不良的患者,需要补充营养以及脂溶性维生素、维生素 B_{12}、叶酸等多种微量元素。如果患者出现了严重的吸收不良,可以考虑要素饮食或者全胃肠外营养。

什么是慢性胰腺炎的胰酶替代治疗

胰酶替代治疗的主要目的:治疗胰腺外分泌功能不全和缓解疼痛。

慢性胰腺炎患者由于胰腺自身受到破坏,不能很好地维持正常功能,胰酶替代治疗就相当于从体外人为的"搬救兵"来帮助体内的胰腺维持正常工作。

(1)治疗胰腺外分泌功能不全:应用胰酶替代,加上饮食的疗法,能够有效改善消化吸收不良和脂肪泻的症状。在实际治疗的过程中,理想的胰酶制剂应该是肠溶型、含有高活性的脂肪酶,并且能够耐受酸的灭活。

胰酶需要随餐服用,同时应用 PPI 或 H_2 受体拮抗剂能够提高疗效。但是胰酶的使用剂量需要根据不同患者症状的严重程度进行适当的调节。

(2)缓解疼痛:使用胰酶能够抑制人体内缩胆囊素的释放,达到缓解疼痛的目的。

但胰酶替代治疗也可能会产生不良反应,常见的有恶心呕吐、胃肠胀气、便秘和腹泻等。

慢性胰腺炎的疼痛治疗有哪些

（1）胰酶制剂等非镇痛药物：上文已述胰酶制剂能够缓解疼痛。此外缩胆囊素拮抗剂在缓解疼痛方面也有一定疗效。

如果患者在经过治疗之后，疼痛依然没有明显改善甚至继续加重，可试用奥曲肽治疗。

（2）镇痛药物：镇痛药物的使用需要遵循世界卫生组织提出的疼痛三阶梯治疗原则。止痛药物的选择也要由弱到强，尽量口服。第一阶梯治疗首选对乙酰氨基酚，第二阶梯治疗可以选择弱阿片类镇痛药物，第三阶梯治疗选用阿片类止痛剂。

（3）内镜介入治疗：如果患者的疼痛是由于胰管狭窄或结石引起的梗阻性疼痛，可以考虑内镜介入治疗。

（4）腹腔神经丛麻醉或内脏神经切除：采取上述方法后，仍然不能缓解的非梗阻性疼痛患者，在评估病情后可采取该方法，但远期的止痛效果不佳，同时也存在伴有并发症的可能。

什么是慢性胰腺炎的内镜治疗

慢性胰腺炎内镜治疗的主要适应证为胰管结石、胰管狭窄、

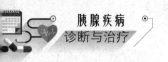
胰腺假性囊肿和胆管狭窄等。内镜介入治疗可以很好地缓解胰源性疼痛,进而改善患者的生活质量,同时也是慢性胰腺炎患者解决梗阻性疼痛的首选方法。

内镜治疗后,需要评估 6~8 周,如果疗效不满意,可以再进行手术治疗。

(1) 胰管结石治疗:如果主胰管结石较小,施行 ERCP 即可成功完成引流。

对于>5 mm 的结石,首选体外震波碎石术(ESWL)治疗,碎石成功后再施行 ERCP 取石。

(2) 主胰管狭窄的治疗:治疗原则是解除狭窄,充分引流胰液减轻压力,缓解疼痛。

治疗过程中,通过 ERCP 行胰管支架置入来解除狭窄是最主要的治疗方法。

(3) 慢性胰腺炎继发胆总管狭窄的治疗:如果患者存在胆总管狭窄,并且合并胆管炎、梗阻性黄疸或持续一个月以上的胆汁淤积时,也可通过 ERCP 施行胆道支架置入治疗。

(4) 胰腺假性囊肿治疗:当胰腺假性囊肿持续增大,或是患者出现了不适症状,或是出现并发症时(感染、出血、破裂),需要给予积极的治疗。

对于无并发症的胰腺假性囊肿,内镜治疗成功率为 70%~90%,治疗效果与进行手术相当,因此可以作为首选的治疗方法。

慢性胰腺炎的外科治疗原则和适应证是什么

内科治疗和(或)内镜介入治疗无效时可以考虑手术治疗。

手术治疗适应证包括：

① 保守治疗或者内镜微创治疗仍然不能缓解顽固性疼痛者；

② 多次内镜微创治疗失败者；

③ 并发胆道梗阻、十二指肠梗阻、胰腺假性囊肿、胰源性门脉高压伴出血、胰瘘、胰源性腹水、假性动脉瘤等疾病，不适合内科及介入治疗，或者治疗后无效者；

④ 怀疑疾病恶变者。

慢性无痛性胰腺炎如何诊断

慢性无痛性胰腺炎是一种非典型的慢性胰腺炎，因此这类胰腺炎并不常见。

此类患者，无痛是一大临床特征。原因可能是由于某些因素导致的炎症消失或者中枢疼痛过程发生了改变，但真正的机制还需要更深入的研究。高龄和胰腺钙化可能是此类胰腺炎的其他特征。

疾病的早期可以没有任何症状或者症状并不典型，所以这

种类型的慢性胰腺炎,难以引起患者重视或者容易被误诊。

慢性无痛性胰腺炎的发生率估计为所有慢性胰腺炎患者的10%,但是在人群中的真实频率目前还没有大数据的支持。

什么是慢性复发性胰腺炎

如果患者在患有慢性胰腺炎基础上,出现反复的急性发作,那么会引起胰腺结构和功能的改变,比如胰腺钙化、糖尿病等。

促使患者反复发作的因素与致病因素大致相同,比如胆道疾病、酒精和吸烟等。

因此,治疗原则为去除诱因,进行对症支持治疗。

什么是特发性慢性胰腺炎

在临床诊疗过程中,部分慢性胰腺炎患者检测不出相关的明确病因,称为特发性慢性胰腺炎,但是这种类型的慢性胰腺炎发病率国内外报道差异较大。

随着科技的不断发展,机制研究的不断深入,医学诊断技术的不断进步,在未来,更多的特发性慢性胰腺炎患者可能会明确病因,并针对病因采取更精准的治疗手段。

(年福临)

胰腺癌

胰腺癌属于哪类肿瘤

胰腺癌是一种恶性程度很高,进展迅速,诊断和治疗都很困难的消化道恶性肿瘤,约 90% 为起源于腺管上皮的导管腺癌。其病理分型如下。

1. 腺癌

癌细胞来自导管上皮,排列成腺样,有腔,称腺管型腺癌(tubular adenocarcinoma),此型占大多数,约 80%,其中有的为乳头状腺癌或乳头状囊腺癌,也有的来自腺泡称腺泡型腺癌(acinar adenocarcinoma)。分化较高的病例可见癌细胞呈楔形或多角形,细胞质含嗜酸性颗粒,形成腺泡或小团块,极似正常胰腺腺泡。有时腺癌细胞产生黏液,细胞质透明。

2. 单纯癌

癌细胞呈圆形或多角形,有时可出现多形性癌细胞或癌巨细胞,无腺体结构。有的癌细胞形成细条索状胞巢,被间质结缔组织分隔,呈硬癌构型。有的癌细胞多,间质少,形成髓样癌,这样的癌组织易发生坏死而形成囊腔,腔内坏死组织类似髓样改变。

3. 鳞状细胞癌

少见,来自胰腺管上皮的鳞状化生。有时可见鳞状细胞癌

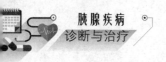

和产生黏液的腺癌合并(腺鳞癌)。

什么是胰腺导管内乳头状黏液肿瘤

胰腺导管内乳头状黏液肿瘤(intraductal papillary mucinous neoplasm, IPMN),是一种较少见的胰腺囊性肿瘤,其起源于胰腺导管上皮,呈乳头状生长,分泌过多的黏液,引起主胰管和(或)分支胰管进行性扩张或囊变。

IPMN 好发于老年人,多见于 60~70 岁,男女之比约为 2∶1。临床症状和体征取决于导管扩张的程度和产生黏液的量。可表现为上腹部疼痛、乏力,也可因胰液流出受阻产生慢性胰腺炎甚至急性发作的临床表现。

肿瘤可局限性生长,也可沿主胰管或分支胰管蔓延,导致相邻的主胰管或分支胰管进行性扩张。扩张的导管内分泌大量黏液,位于胰头及钩突区的肿瘤可突入十二指肠,使黏液从扩大的十二指肠乳头流入肠腔。

胰腺癌有什么特点

胰腺癌具有以下的特点。

(1) 由于胰腺位于腹膜后,位置较深,早期患者多数没有明显的症状,当患者出现症状就诊时多是中晚期。

（2）无痛性梗阻性黄疸、皮肤瘙痒、腹痛，是胰腺癌较为典型的症状。

（3）胰腺癌分为胰头癌、胰体癌、胰尾癌、胰颈癌，其中以胰头癌最为多见。

（4）由于早诊率较低，多数胰腺癌发现时已不能行根治性的手术切除，预后较差。

胰腺癌的发病情况如何

胰腺癌发病率和死亡率近年来明显上升。因胰腺癌早期的确诊率不高，手术死亡率较高，故治愈率很低。5年生存率＜1％。本病发病率男性高于女性，男女之比为1.5～2∶1，男性患者远较绝经前的女性多见，绝经后女性的发病率与男性相仿。

胰腺癌对人体有什么样的危害和影响

胰腺癌是恶性程度很高的一种消化系统肿瘤，发病隐匿，早期症状不明显，手术难度很大，癌细胞转移率较高。胰腺肿瘤患者生存期也比其他肿瘤疾病要差，此病对患者身体的危害也是非常大的。

早期胰腺癌病灶较小且局限于胰腺内，可无任何症状。随病情进展，肿瘤逐渐增大，累及胆囊、胰管及胰周组织时，方可出

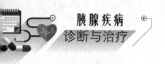

现上腹部不适及隐痛、黄疸、消瘦、食欲不振、消化不良、发热等症状。其中以黄疸最为突出,阻塞性黄疸是胰头癌的极突出表现,发生率在90%以上。而早期胰体、胰尾癌可无黄疸。黄疸通常呈持续性且进行性加深。完全梗阻时,大便可呈陶土色,皮肤黄染可呈棕色或古铜色,伴瘙痒。一部分患者会出现上腹剧烈疼痛,甚至有的患者疼得整夜难以入眠。

胰腺癌有哪些危险因素

长期吸烟、高脂高蛋白饮食、体重指数超标、过量饮酒、伴发糖尿病或慢性胆囊炎、胆石症和慢性胰腺炎、长期接触汽油类物质等是胰腺癌发病的危险因素。

CDKN2A、BRCA1/2、PALB2等基因突变已被证实与家族性胰腺癌发病密切相关。

哪些人是胰腺癌的高危人群

(1) 40岁以上,不明原因上腹部隐痛不适伴腰背痛(排除胃及胆道疾病),伴短期内体重减轻者。

(2) 长期大量吸烟饮酒或长期接触有害化学物质者。

(3) 反复慢性胰腺炎患者。

(4) 有10年以上2型糖尿病,或老年初发糖尿病,但无糖尿病家族史、无肥胖，却很快产生胰岛素抵抗患者。

（5）家族中有胰腺癌、遗传性胰腺炎、遗传性非息肉性结直肠癌、家族性恶性黑色素瘤及其他遗传性肿瘤疾病（如乳腺癌、卵巢癌等）者。

胰腺癌的常见病因有哪些

目前胰腺癌的病因不明，但多数资料表明，本病与吸烟有关，吸烟者的发病率是非吸烟者的 2 倍；而且在进食高动物脂肪及蛋白质、含亚硝酸盐类食物及接触某些化学物质等人群中的发病率较高；在有饮酒或饮咖啡癖好的人群较无此癖好者多见；幼年型糖尿病患者合并胰腺癌者较非糖尿病者高 2 倍，胰腺癌与慢性复发性胰腺炎的关系目前难以确定。胰结石并发胰腺癌较一般人群发生率高，认为胰腺结石是由于机械性的刺激使胰管黏膜上皮增生，与上皮增生有关。男性患者远较绝经前的女性多见，绝经后女性的发病率与男性相仿，因而有人提出内分泌因素可能与发病有关。

为什么糖尿病患者应该警惕胰腺癌

糖尿病患者在诊治过程中一定要注意是否合并胰腺癌。因为，糖尿病患者中胰腺癌的发病率显著高于一般人群，而胰腺癌患者糖耐量异常发生率高达 80%、糖尿病发生率达 30%～40%。

　　有研究对1 659例1型糖尿病患者和1 499例2型糖尿病患者进行随访研究,结果显示2型糖尿病可能是胰腺癌的首发症状。糖尿病与胰腺癌既可是单独存在的疾病,又可是互相紧密联系的两个疾病。由于糖尿病与胰腺癌的高频率并存现象,在糖尿病的诊断过程中如何防止胰腺癌被漏诊,需要医生和糖尿病患者的高度重视。

胰腺癌的发病机制是什么

　　胰腺癌的发病原因尚未完全明确,一般认为是由于基因和环境多种因素共同作用的结果,胰腺癌发病机制的研究显示,胰腺癌的发生是多步骤多基因突变的结果。已发现原癌基因(K-ras)激活、抑癌基因(P16、P53、DPC4)失活、端粒酶及其亚单位异常激活与胰腺癌演变有关。

胰腺癌有哪些转移途径

　　胰腺癌的转移途径一般有以下几个:①局部转移,局部转移是胰腺癌多见和比较早的转移途径;②淋巴结转移,胰腺癌容易通过淋巴结转移到全身各个部位;③血行转移,通过血行转移可以转移到肝脏、肺脏和骨等部位。

胰腺癌有哪些临床表现

（1）中腹或左上腹、右上腹部疼痛，甚至会出现睾丸痛。

（2）多数会出现黄疸，梗阻性黄疸属于胰腺癌的临床表现，伴有小便深黄及陶土样大便。

（3）消化道症状：患者食欲受到影响，全身乏力，有恶心呕吐，伴随着便秘腹泻现象，患者会在短期内消瘦，精神状态不好，出现焦虑急躁等情绪。

（4）伴随着糖尿病的出现，晚期还会出现腹水、游走性血栓性静脉炎或动脉血栓形成。

胰腺癌为什么会引起呕吐

引起胰腺癌患者呕吐的原因很多，首先从自身病情上来说，胰腺癌肿瘤侵犯或者压迫胃窦、十二指肠所致，致使进食后食物不能顺利通过胃、十二指肠，引起食物逆行，而致呕吐。这是由于本身病情的发展导致身体机能受阻所致，一般发生于癌症患者晚期。

临床治疗中的一些手段也可能引起患者呕吐的症状，比如化疗放疗，或是一些镇痛剂如吗啡等，这些都会刺激人体内的一些感受器，引起患者发生呕吐症状。

患者的心理状态也是引起呕吐的很重要的原因之一，因为患者多数会处在一个高度紧张与焦虑的状态下，对于病情充满

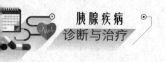

了恐惧与害怕,这样长期紧张焦虑下去,会刺激体内的高级神经中枢,从而引发呕吐的症状。

胰腺癌为什么会引起上消化道出血

胰腺癌患者会因为局部肿瘤组织的出血、坏死、水肿等,累及毛细血管破裂出血,有可能会伴随病情的逐渐加重,部分的血液成分通过胰腺导管或者胰管、胆总管等到达十二指肠,从而出现上消化道出血症状。另外脾静脉或门静脉因肿瘤侵犯而栓塞,继发门静脉高压,可导致食管胃底静脉曲张破裂大出血,从而会危及到生命安全。

胰腺癌早期出现的消化系统症状有什么特点

主要表现为腹痛腹胀、食欲减退、消化不良、消瘦、不明原因的恶心及呕吐现象,还可能会出现腹泻及便秘等症状。

为什么胰头癌比胰体尾癌容易早期发现

胰头癌容易压迫到胆总管的位置,因此会阻塞胆汁排泌,还会使得胆汁渗入到血液中,因此很容易导致黄疸、肝脏肿大的症状,而且患者的大便颜色也会变浅,看起来像白陶土一样,一般情况下胰头癌的早期症状还是比较明显的,因此比较容易被发现。胰体尾癌多是到晚期压迫神经,引发较明显的疼痛时才会被重视。

胰腺癌的腹痛有什么特点

胰体癌的症状最主要的表现就是疼痛,因为胰体部位跟腹腔神经丛挨着,因此当胰体部位出现病变很容易入侵到神经部位,而这种疼痛可能是间歇性的也可能是持续性的,不过在晚上的时候症状会更加明显,让人难以忍受。

胰腺癌为什么会出现黄疸

黄疸是胰腺癌特别是胰头癌的主要症状。黄疸属于梗阻性,伴有小便深黄及陶土样大便,是由于胆总管下端受侵犯或被压所致。黄疸为进行性,虽可以有轻微波动,但不可能完全消退。黄疸的暂时减轻,在早期与壶腹周围的炎症消退有关,晚期则与侵入胆总管下端的肿瘤溃烂脱落有关。有些胰腺癌患者晚期出现黄疸是由于肝转移所致,故而约 1/4 的患者合并顽固性进行性的皮肤瘙痒。

胰腺癌患者体重为什么会明显下降

胰腺癌胆总管下端及胰腺导管被肿瘤阻塞,胆汁和胰液不

能进入十二指肠,以及慢性胰腺炎或胰腺癌致胰腺外分泌功能不良均会引起患者食欲不振、恶心呕吐、腹泻等消化不良症状,从而导致患者营养状况差,在胰腺癌晚期会伴有恶液质表现,主要是因为恶液质表现癌细胞消耗而引起消瘦。

为什么胰腺癌发现时往往已处于晚期

胰腺癌发病率相对较低,为万分之一左右,缺乏典型的特异性临床症状,故临床医生对此认识不足,尤其是内科医生,总是以常见病多发病为首要考虑,这也是诊疗过程中常规原则。

胰腺解剖位置特点决定了其临床症状隐匿,由于胰腺是人体腹膜后位器官,位置深,被胃和横截层所遮盖。通常的 B 超检查较难探查到早期直径较小的胰腺肿瘤,假使直径偏大,要想及时、准确地捕捉到胰腺癌早期的蛛丝马迹也并非易事,因为 B 超检查结果很大程度上取决于 B 超医师的临床经验和主观判断。虽说 PET-CT 是发现早期胰腺癌最为有效的诊断辅助设备,但是由于其高昂的费用,在平日的体检工作中也很难成为大众的检查项目。胰腺癌主要表现为非特异性症状,如上腹部隐痛不适、消化不良、腰背部疼痛等,经过对症治疗后症状可缓解,这样就延误了最佳诊断与治疗的时间。

胰腺癌本身进展迅速,确诊后自然病程为 3～6 个月,由于其发展很快,外科干预措施可应用的时间窗比较窄。

胰腺癌有哪些早期警报信号

①不能解释的腹痛；②梗阻性黄疸；③体重突然明显下降；④血糖突然升高；⑤消化不良；⑥食欲不振；⑦局部肢体浮肿；⑧淋巴结肿大。

怎样做到早期发现胰腺癌

当出现不明原因引起消化不良、食欲不振、消瘦、左上腹隐隐疼痛或后背部疼痛、黄疸等不舒服的症状时就要及时到医院进行明确的诊断。有时 B 超未发现异常，不能轻易排除胰腺癌诊断，要进一步行血清和 CT 等检查。

胰腺癌的辅助检查和血清肿瘤标志物有哪些

胰腺癌辅助检查包括：①血清学肿瘤标志物，如 CA199；②腹部 B 超；③腹部 CT；④腹部 MRI；⑤超声内镜；⑥PET-CT；⑦腹腔镜。

胰腺癌血清肿瘤标志物包括：CA199、CA242、CA724、CA50、CEA、RCAS1 等。

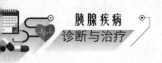

血清糖类抗原 199 与胰腺癌有什么关系

CA199 是唾液酸化的 Lewis A 血型抗原,属低聚糖肿瘤相关抗原,是迄今报道的对胰腺癌敏感性最高的标志物。一般正常人群的 CA199 血清含量为<37 U/ml,而 2/3 的胰腺癌患者在诊断过程中的 CA199 会大于 240 U/ml,但良性胰腺疾病的 CA199 一般不会大于 100 U/ml。

同时,胰腺癌的患者术前血清检查显示 CA199 越高,其提示胰腺癌的病期越晚,尤其是其水平>1 000 U/ml 时通常表明已有肝转移。但是要注意的是,CA199 单检阳性率不高,而联合两种或两种以上肿瘤标志物进行检测,可以提高胰腺癌诊断。

怎样做到早期诊断胰腺癌

胰腺癌检查可分为三个步骤,对高危人群,如糖尿病、慢性胰腺炎、胆石症患者,早期做腹部超声检查和血液肿瘤标志物(例如 CA199)检查。如果发现 CA199 肿瘤标志物升高或 B 超检查有异常,要进一步做 CT 或 MRI 检查,或做超声内镜检查。当已确定胰腺占位的时候,可以做一些 PET-CT 或腹腔镜检查以明确,通过以上检查,大多数胰腺癌早期即可发现。

X 线检查对胰腺癌的诊断有用吗

X 线检查提供信息较少,常见的 GI 对胰腺癌的诊断价值有限。在胰头癌晚期可有十二指肠圈扩大,或十二指肠呈反"3"形改变。低张 GI 检查使十二指肠平滑肌松弛,蠕动减少从而利于观察十二指肠黏膜的变化,如纹理紊乱、黏膜中断、壁僵硬等。对尤其是早期胰腺癌的发现和诊断帮助不大,一般不作为胰腺癌的常规检查手段。

胰腺癌早期诊断有哪些影像学新技术

1. CT/CTA

(1) 上腹部平扫及增强扫描:显示较大的胰腺肿瘤和肝脏、胰腺旁淋巴结,由于受扫描范围和扫描层厚度(5~7 mm)限制,对胰头下部病变和胰腺内小病变的诊断能力有限。

(2) 中腹部薄层动态增强/胰腺薄层动态增强:扫描层厚度≤3 mm,是诊断胰腺病变的最佳 CT 技术。目前先进的普通平扫 CT 已可达到这种薄层要求。

(3) 多平面重建(MPR):利用横断面原始薄层图像,根据不同目的重建三维图像,是显示胰腺肿块毗邻关系的最佳技术。

(4) CT 血管造影(CTA):利用横断面原始薄层图像,重建

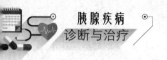
的腹腔动脉及其主要分支、门脉及其主要分支三维影像,是显示胰腺相关血管病变的理想技术。

2. MRI/MRCP/MRA

(1) 常规上腹部平扫及增强扫描:主要用于显示较大的胰腺肿瘤和肝脏、胰腺旁淋巴结,对显示胰头下部、胰腺内小病变和腹腔胰腺周围病变方面不及 CT。

(2) 中腹部薄层动态增强/胰腺薄层动态增强:是显示胰腺肿瘤的最佳 MRI 技术,在显示合并的水肿性胰腺炎方面甚至优于 CT。

(3) MRCP:能在生理条件下显示胰胆道全貌,对肝外胆道结石的显示能力远优于其他成像技术,与中腹部 MRI 薄层动态增强联合应用诊断价值更高。

如何合理选择辅助检查手段尽早确诊胰腺癌

胰腺癌诊断的方式很多,常见的方法如 B 超、ERCP、CT、PET-CT、EUS、MRI 等,不同的检查方法所体现的优势不同。CT 检查胰腺癌疑似病例是首选的影像学检查,特别是螺旋 CT 三期薄层扫描是早期胰腺癌检查的最佳方法,提高了胰腺形态及小胰腺癌检出率。磁共振动态增强脂肪抑制 T1W1 早期扫描是诊断少血供胰腺癌的有效手段,其敏感性等于或高于螺旋 CT 检查。B 超是最常用的筛查方法,具有无创和低廉的优点,PET-CT 针对复发情况的检查最佳。

只有提高对胰腺癌的认识,充分结合患者临床症状,综合分析,细心检查,充分利用 B 超、US、CT、ERCP 及超声胃镜引导下细针穿刺活检等手段,才能明显提高胰腺癌 I 期检出率,大大提高胰腺癌的诊断准确率,减少误诊、漏诊。就目前来说,超声和 CT 是早期发现胰腺癌最常用的手段。

就目前来说,超声和 CT 是早期发现胰腺癌最常用的手段。怀疑胰腺癌的患者,应首选无创性检查手段进行筛查,如血清学肿瘤标记物、超声、超声内镜、CT 或 MRI 等。其中胰腺 CT 或 MRI 对发现胰腺癌有较高的敏感性,对胰腺癌诊断的准确率在 90% 以上。

胰腺癌 B 超检查有什么特点

B 超是胰腺癌患者首选的检查方法,可早期发现胆道系统扩张,也可发现胰管扩张,对肿瘤直径在 1 cm 以上者有可能发现,直径 2 cm 的肿瘤发现可能性更大。超声造影技术也可用于胰腺癌筛查诊断。

胰腺癌 CT 检查有什么特点

CT 诊断准确性高于 B 超,诊断准确率可达 80% 以上,可发现胰胆道扩张和直径在 1 cm 以上的胰腺任何部位的肿瘤,且可发现腹膜后淋巴结转移、肝内转移,以及观察有无腹膜后癌肿浸润,有助于术前判断肿瘤可否切除。是诊断胰腺疾病的常用影

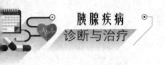

像技术。

胰腺癌内镜下逆行胰胆管造影检查有何特点

由于多数胰腺癌起源于胰管,ERCP 可发现胰管狭窄、梗阻或充盈缺损等异常,由于难以显示胰管外肿瘤全貌,目前其诊断用途多由 CT、EUS、MRI、MRCP 等无创检查替代。但可用作胆胰管狭窄的治疗措施。

什么是胰腺癌的细胞学和分子病理学检查

组织病理学和(或)细胞学检查是诊断胰腺癌的金标准。除拟行手术切除的患者外,其余患者在制订治疗方案前均应力争明确病理学诊断。目前获得组织病理学或细胞学标本的方法包括:①EUS 或 CT 引导下穿刺活检;②腹水脱落细胞学检查;③腹腔镜或开腹手术下探查活检。

长期以来,随着一系列高通量分子病理学技术的应用,以DNA、RNA 及蛋白分子水平在不同肿瘤中表达差异的分子分型研究得到广泛开展,胰腺癌遗传学研究的不断深入,高通量测序技术的不断完善,胰腺癌的分子型研究同样得到了不断发展,不同的基因突变在胰腺癌的进展和分期发挥不同的作用,为个体化治疗提供了潜在的具体靶点,比如确认存在 BRCA2 或

ALB2 突变的胰腺癌患者能优先接受 PARP 抑制剂或 DNA 交联剂从而有效控制病情。

总之,深入探索胰腺癌相关的基因组学、蛋白组学、代谢组学,构建完整的胰腺癌分子分型模式,并联合详细的病理组织学检查,对于胰腺癌的异质性、分期诊断、预后判断,以及个体化治疗提供了重要依据。然而受目前取材方式的限制和高通量检测过程耗时较长等因素的影响,分子分型尚不能常规开展并用于指导临床治疗,但胰腺癌分子分型的探讨可能会成为未来开展个体化综合诊疗的基础。

胰腺癌如何诊断和鉴别诊断

胰腺癌的诊断应该强调如何提高早期的诊断率,而诊断早期病灶十分的困难,出现腹痛、消瘦、黄疸、腹痛性包块肿大、胆囊肿大,影像检查可结合多发病灶确认胰腺癌诊断,并无困难,但往往已经属于晚期,丧失了根治手术的机会,应该关注的是≥40 岁,如出现不明原因的梗阻性黄疸、近期出现无法解释的体重下降达10%、近期出现不能解释的上腹和腰背部的疼痛、近期反复出现消化不良症状、突发糖尿而又无明显诱因、突发无法解释的脂肪泻、自发性胰腺炎的发作等情况,应高度警惕胰腺癌,及时完善血清肿瘤标志物及影像学检查进一步明确,提高胰腺癌早期诊断概率。

胰腺癌应与慢性胰腺炎、胰管结石、胆总管结石、胰腺囊肿、胰

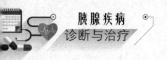

腺假性囊肿、胰腺囊腺瘤、十二指肠乳头癌、壶腹癌、胆总管下端癌、慢性胆囊炎、胆囊结石、原发性胆囊癌及原发性小肠肿瘤等疾病进行鉴别，多数依据影像学及胰腺穿刺活检可以明确诊断。

胰腺癌和壶腹部癌有什么区别

因胰腺癌和壶腹部癌的解剖位置接近，所以不论临床表现还是影像学都有很多的相似之处。两者的鉴别如下。

（1）壶腹部癌的黄疸出现较早，而且由于肿瘤坏死脱落，黄疸时轻时重，而胰腺癌多数黄疸进行性加重。

（2）壶腹部癌十二指肠低张造影可显示十二指肠乳头部充盈缺损、黏膜破坏"双边征"。

（3）壶腹部癌超声、CT、MRI 包括 ERCP 等检查，可显示胰管和胆管的扩张，胆道梗阻部位较低，而胰腺实质组织未见到明显肿块，所以说壶腹部癌因症状出现早，易被及时发现，恶性程度较胰腺癌低，手术切除率高于胰腺癌，预后相对较好。

哪些疾病容易与胰腺癌混淆

慢性胰腺炎、胆胰壶腹癌和胆总管癌临床表现十分相似，均以缓起的上腹饱胀不适、消化不良、食欲缺乏、消瘦等为主要临床表现，因此极易与胰腺癌混淆。

什么是胰腺癌的临床分期

胰腺癌的 TNM 分期是美国癌症联合委员会对恶性肿瘤的一个分期,其目的是为区分出胰腺癌的严重程度,其中 T 是指肿瘤,N 是指淋巴结,M 是指远处转移。T1 是指肿瘤小于 2 cm,T2 是肿瘤在 2~4 cm,T3 是肿瘤大于 4 cm,T4 是肿瘤不管大小但是侵犯腹腔动脉、肠系膜上动脉或者肝总动脉。N 是指淋巴结,N1 是指区域性的有 1~3 个淋巴结转移,N2 是指区域性的有 4 个及以上的淋巴结转移,M1 是指肿瘤出现远处的转移。根据 TNM 不同级别划分出不同的分期,用来判别胰腺癌的严重程度,对患者进行生存时间的预估。

Ⅰ期:T1 N0 M0; T1 N_x M0; T_x N0 M0; T_x N_x M0。

Ⅱ期:T2 N0 M0; T2 N_x M0; T3 N0 M0; T3 N_x M0。

Ⅲ期:任何 T, N1, M0。

Ⅳ期:任何 T,任何 N, M1。

胰腺癌的临床分期对手术选择及治疗方法的优劣具有重要的意义。日本胰腺学会将其分为四期:①Ⅰ期:肿瘤直径小于 2 cm,无区域淋巴结转移,未浸润胰腺包膜、后腹膜、门静脉、肠系膜上静脉及脾静脉;②Ⅱ期:肿瘤直径 2.1~4 cm,紧靠肿瘤的淋巴结有转移,胰包膜、后腹膜和前述血管有可能转移;③Ⅲ期:肿瘤直径 4.1~6 cm,第 1 站和第 3 站之间的淋巴结有转移,胰腺包膜和后腹膜有浸润;④Ⅳ期:肿瘤直径大于 6.1 cm,第 3 站淋巴结转移,侵犯邻近内脏、后腹膜及前述静脉有广泛浸润。

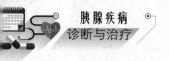

什么是肿瘤的综合治疗

肿瘤综合治疗是指将各种治疗肿瘤的手段综合应用的方法。综合运用现代技术对肿瘤进行治疗，是提高肿瘤疗效的必要措施。根据患者的全身情况，肿瘤发生的部位、范围和类型等因素，同时或先后选用几种治疗方法，如手术、放疗、化疗、中草药、激素、免疫等疗法。

胰腺癌综合治疗的原则是什么

胰腺癌治疗目前根本的治疗原则仍然是以外科手术结合放化疗等综合治疗。但因胰腺癌的早期诊断困难，手术切除率低，术后生存率低。对于梗阻性黄疸又不能切除的胰腺癌，采取姑息治疗，可选择胆囊或胆管空肠吻合术，无条件者可做外瘘（胆囊造瘘或胆管外引流术）减黄手术，也可内镜下放置支架，缓解梗阻，以减轻黄疸，提高患者的生存质量。

尽管手术仍然是首要的治疗方法，但胰腺癌常常发现较晚，丧失根治机会。因此需要对胰腺癌进行综合治疗，同多数肿瘤一样，还没有一种高效和完全应用的综合治疗方案。现在的综合治疗仍然是以外科手术为主，放疗、化疗为辅，并在探讨结合免疫分子等生物治疗方法。

胰腺癌是对放疗敏感性较低的肿瘤。对不能手术切除的胰腺癌或者是预防术后复发均可进行化学治疗。生物治疗包括免疫分子治疗,随着免疫分子生物学研究的发展,这将是具有挑战性的研究。介入治疗动脉内灌注化疗治疗胰腺癌也有应用于临床,但效果存在争议.应用免疫制剂增加机体的免疫功能是综合治疗的一部分。近年来温热疗法得到了应用,但仍需进一步改进技术。另外胰酶的补充、镇痛等对症支持治疗也尤为重要。

胰腺癌如何进行手术治疗

外科治疗手术是唯一可根治的方法。

(1) 胰头癌:推荐根治性胰十二指肠切除术。手术创伤较大,但可达根治效果。

(2) 胰体尾癌:推荐根治性胰体尾联合脾脏切除术。

(3) 部分胰腺颈部癌或胰腺多中心病灶的患者,可考虑行全胰腺切除。

什么是胰腺癌胰十二指肠切除术分期手术

胰腺癌患者因长期黄疸,肝肾功能受限,一般情况较差,不能耐受一期切除手术,可行二期手术切除。第一期仅行胆囊空

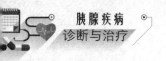

肠吻合术,以解除黄疸,术后积极改善患者的全身状况,一般在2周左右行二期切除手术。目前多在术前行 ERCP 支架置入解除黄疸,分期手术已较少采用。

胰腺癌哪些情况下不能行手术治疗

胰腺癌分为可切除胰腺癌、交界可切除胰腺癌、局部进展期胰腺癌、合并远处转移的胰腺癌。而局部进展期胰腺癌及合并远处转移的胰腺癌不能进行手术治疗。

胰腺癌患者需要术前减黄吗

术前胆道引流解除梗阻性黄疸的必要性尚存在争论。

高龄或体能状态较差的患者,若梗阻性黄疸时间较长,合并肝功能明显异常、发热及胆管炎等感染表现,推荐术前行减黄治疗。

术前拟行新辅助治疗的患者,亦应首先行减黄治疗。

胰腺癌患者术前应怎样改善全身情况

术前需改善营养状况,积极纠正贫血、低蛋白血症,控制血糖、维持水电解质平衡、提高免疫力等对症支持治疗，必要时给予减黄处理，并调整患者心态。

胰腺癌术后要注意哪些方面

胰腺癌患者手术后对饮食的要求比较高，手术后早期，患者一般要禁食2～3天，靠静脉补充营养，大部分患者5天后可以进食流质饮食；在术后7～10天，患者慢慢过渡到半流质或进入到正常饮食。可以正常进食后，患者要多进食高热量高蛋白低脂肪的食物，还需注意补充一些胰酶制剂，来补充消化道里的酶促进肠功能的恢复，增强营养利于疾病恢复。根治术后的胰腺癌患者如无禁忌证，均应行辅助化疗。术后体能状态恢复较好的患者，辅助化疗起始时间尽可能控制在术后8周内，疗程达到6个疗程及以上。由于胰腺癌恶性程度高且容易复发，建议术后前半年应该每1～2月进行复查。并嘱患者进行适当体育活动及保证充足的睡眠和心情舒畅。

放疗和化疗对胰腺癌有作用吗

由于胰腺癌的放射抵抗性较高，且相邻空腔脏器不能耐受高剂量放射，因此，不能给予胰腺癌患者根治性的高剂量放疗。对大多数胰腺癌而言，放疗是一种局部的姑息治疗。对合并远

处转移的胰腺癌,放疗作为姑息治疗,对缓解胰腺癌引起的腹背疼痛有一定疗效。胰腺癌对化疗敏感性较低,对不可切除的局部进展期或合并远处转移的胰腺癌总体治疗效果不佳,针对术后辅助化疗及术前新辅助化疗在临床治疗上有一定的帮助。

胰腺癌放疗方法有哪些

胰腺癌放疗手段包括:①常规放疗;②三维适形放疗(3DCRT);③调强放疗(IMRT);④立体定向放疗(SBRT)。

对胰腺癌敏感的化疗药物有哪些

胰腺癌敏感化疗药物包括卡培他滨、吉西他滨、替吉奥、厄洛替尼、氟尿嘧啶(5-fluorouracil, 5-FU)、清单表结合型紫杉醇、纳米脂质体伊立替康等。

胰腺癌化疗的患者都是晚期吗

不能手术切除的局部进展期胰腺癌及伴远处转移的胰腺癌或者是预防胰腺癌术后复发均可进行化学治疗。

胰腺癌患者化疗期间饮食应注意什么

忌高脂肪油腻食物,忌辛辣刺激性食物,宜进食高蛋白、高营养食物,可以多吃新鲜的蔬菜、水果。

胰腺癌化疗患者应注意哪些问题

化疗患者机体免疫力低下,需要加强营养支持提高免疫功能,注意个人卫生,避免不洁饮食、受凉感冒等感染风险。注意复查血常规、肝肾功能等指标监测化疗药物的毒副作用。需要注意合理的饮食,尽量不要吃油腻食物,也不要吃刺激性食物,可以多吃新鲜的蔬菜、水果。另外一定要注意休息,避免劳累,不要过度紧张,要保持良好的心态。

胰腺癌患者化疗期间能否应用中医药

中医药治疗胰腺癌晚期多用复方,是多种药物组合起来服用,它确实不是单方向的杀伤癌细胞,但还具有调节内分泌代谢等整体作用,可以配合使用。中医与化疗的联合使用,有助于弥补化疗的不足,提高整体的治疗效果。胰腺癌患者在化疗期间

给予补气养血、健脾和胃、滋肝补肾的中药,有助于扶正元气,调理脾胃、改善机体内紊乱的环境、缓解化疗引起的不良反应、增强患者的免疫功能、提高化疗的耐受程度;化疗后给予扶正祛邪的中药,有助于修复化疗损伤的机体,并提高免疫抵抗力。

胰腺癌可以热疗吗

胰腺癌对热疗有一定敏感性,热疗也就是用非电离辐射物理因子的生物热效应,使生物组织加热升温杀灭肿瘤组织或促进肿瘤细胞凋亡,从而达到治疗癌症的目的。RF-8 采用的 8 MHZ 电磁波是通过 800 万/秒的超高速,使人体内细胞的分子极性转换摩擦而在人体内部产生热能。此加热方法既安全、无害,又洁净、轻松,其特点是具有双重加热技术和效果,"双重"即是具有高温治疗温度区域(42 ℃以上,杀死细胞作用)的同时又具有亚高温治疗温度区域(39.4 ℃,增强自身的免疫功能作用)的双重治疗效果。

胰腺癌有哪些生物治疗方法

目前临床上生物免疫治疗主要是 PD-1 单克隆抗体 pembrolizumab,针对高度微卫星不稳定性(MSI-H)或缺失错配修复(dMMR)的肿瘤患者具有较好的疗效。目前推荐用于具有 MSI 或 MMR 分子特征的合并远处转移的胰腺癌患者,但需要高级别循证医学证据的支持。

胰腺癌哪些情况下可以行内镜治疗

目前,超声内镜对胰腺肿瘤的价值已不仅限于诊断,而且为超声内镜引导下射频消融、无水酒精注射、放射性粒子置入等一系列肿瘤微创治疗技术,以及内镜下放置支架,缓解梗阻减轻黄疸症状,改善晚期胰腺癌患者的生存治疗提供有效的帮助。

胰腺癌癌性疼痛如何治疗

目前阿片类制剂是控制胰腺癌疼痛的主要药物。若阿片类药物不能控制疼痛或导致不能耐受的不良反应,推荐使用神经丛切断、EUS引导下的神经丛消融术(celiac plexus neurolysis, CPN)或无水酒精注射。严重腹背疼痛不能缓解者,可以使用姑息放疗镇痛。

胰腺癌患者的饮食应注意什么

胰腺癌患者忌油腻及高动物脂肪食物,忌暴饮暴食、饮食过饱,忌烟、酒及辛辣刺激性食物,忌霉变、油煎、烟熏、腌制食物,另忌坚硬、黏滞不易消化食物。

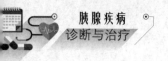
日常生活中如何预防胰腺癌

　　胰腺癌高危人群应改变生活习惯,如戒烟戒酒、避免接触有害物质、合理搭配饮食,减少高脂高蛋白的摄入,适当增加蔬菜水果的摄入,适当运动,控制体重。一旦出现不明原因上腹胀痛、食欲不振、消化不良、消瘦、腹泻、黄疸、突发血糖升高等不适症状,应及时到医院就诊。

（敖　丽）

胰腺内分泌肿瘤

什么是胰腺内分泌肿瘤

胰腺内分泌肿瘤是一类特殊类型的肿瘤,因为它们能够产生一些特异性物质(如我们熟知的胰岛素、胃泌素等)导致相应的临床症状,很容易与原发性内分泌系统性疾病相混淆。世界卫生组织 2010 分类系统建议使用"神经内分泌"来描述这些肿瘤,故而又称其为胰腺神经内分泌肿瘤(pancreatic neuroendocrine tumors, pNETs)。依据是否导致临床症状,pNETs 被分为功能性和无功能性 pNETs。

pNETs 曾被认为罕见疾病,但随着内镜检查技术的进步,其确诊率不断升高。pNETs 的年发病率约 8/100 万(这意味着,每100 万人群中约 8 人发病),仅占胰腺肿瘤的 1%～10%。半数以上(60%～80%)的 pNETs 不会引起临床症状,功能性 pNETs 以胰岛素瘤多见;80%～90%的伴激素分泌症状的 pNETs 有较高的转移风险。pNETs 可发生于任何年龄,发病高峰年龄为40～69 岁,男女比例约为 1.33：1,男性略多。

pNETs 起病隐匿,早期诊断困难,误诊和漏诊常见,明确诊断的时间可长达数年,约一半患者确诊时已至晚期;此外,该类疾病死亡率较高,《2014 年胰腺神经内分泌肿瘤诊治专家共识》

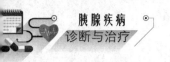
指出确诊为 pNETs 患者中 65％的患者生存时间少于五年。

目前推荐的影像学检测手段除了我们比较熟悉的超声检查、计算机断层扫描(也就是 CT)、磁共振成像(magnetic resonance imaging，MRI)，还包括一些特殊的检查方式如正电子发射计算机断层显像(俗称 PET-CT，这是一种可以扫描全身的检查方式)、生长抑素受体显像(somatostatin receptor scintigraphy，SRS)、超声内镜(endoscopic ultrasonography，EUS)、术中超声检查及选择性血管造影等;其中，生长抑素受体显像的原理是生长抑素类似物(如奥曲肽等)能与生长抑素受体结合，将此类药物进行特殊处理(放射性核素标记)后可进一步显示表达生长抑素受体的肿瘤。

肿瘤生长的部位和有无转移是决定能否根治性切除的关键因素。pNETs 的治疗原则包括手术去除原发病灶、药物控制相关临床症状,治疗方式包括根治性手术、减瘤手术、核素治疗(如肽受体放射性核素治疗)、其他药物(如生长抑素类似物、靶向药物、细胞毒性化疗药物)等;此外,针对肝脏的转移灶,可以采取介入治疗(如肝动脉化疗栓塞术、射频消融术等)。近年来 pNETs 的诊断和治疗水平已经有了显著改善,患者的生存时间较前明显延长。

胰腺内分泌肿瘤有哪些共同特征

前面我们提到,pNETs 是一类能分泌激素或者神经递质的肿瘤,上述物质可以通过多种途径(如内分泌途径),进而发挥相应活性。虽然不同类型的 pNETs 可以分泌不同的激素,会产生各种不同的症候群,但它们亦具有相似的特性。

通过电子显微镜观察,神经内分泌细胞内存在特殊物质如多种调节激素等。单纯通过显微镜下观察肿瘤细胞的形态难以区分良恶性,良恶性的鉴别只能通过有无肿瘤转移或侵犯其他组织来确定,肿瘤最常见的转移部位是胰腺周围淋巴结和肝脏。

pNETs 的病因仍知之甚少,此类肿瘤多散发,部分表现为家族聚集现象,如多发性内分泌腺瘤病 1 型(multiple endocrine neoplasia-1, MEN-1)等。迄今为止,胰腺内分泌肿瘤的发病原因对于现有研究者来说仍是一大难题,目前可能涉及一些我们熟知的遗传物质不正确的损伤修复(如 DNA),另外调控细胞增殖的因子的异常激活可能也参与其中(如哺乳动物雷帕霉素靶蛋白)。

pNETs 的特定临床表现往往与肿瘤分泌的不同类型激素有关,如胰岛素瘤可导致 Whipple 三联征、血管活性肠肽瘤可出现WDHA 综合征(具体内容后面将进一步阐述)。另外,pNETs 也存在诸如出汗、潮红、间歇性腹痛等一些比较常见、没有特殊意义的症状。

胰腺内分泌肿瘤可产生多种胃肠激素,可以通过免疫细胞化学方法进一步确定病灶的性质。完整的 pNETs 的诊断应包括定性诊断(即判断有无引起临床症状的主要激素)、定位诊断(也就是寻找肿瘤的首发部位)和病理诊断。无功能性 pNETs

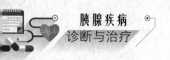
建议完善影像学检查。而功能性 pNETs 在肿瘤很小时患者可能就有明显症状,但此时确定肿瘤位置存在困难,除了我们熟知的增强 CT 或磁共振成像,还可采取生长抑素受体显像、超声内镜、选择性血管造影或者术中超声检查等。

手术切除病灶是 pNETs 的主要也是最有效的治疗方式。对于没有明显不适、肿瘤体积较小、疾病较稳定的无法完全切除病灶者,每 3～12 个月行血液和影像学检查,动态观察病灶的情况、直到疾病明显进展(如病灶进行性或者短期内迅速增大)时开始治疗。进展期或者晚期 pNETs 多无法将病灶完全切除,此时可考虑减瘤手术、介入治疗(如肝动脉化疗栓塞术),还可联合其他药物如依维莫司或舒尼替尼、细胞毒性化疗药物、生长抑素类似物(如奥曲肽)等。

胰腺神经内分泌肿瘤的种类有哪些

从 20 世纪 60 年代开始,pNETs 的分类方法随着时间不断发展。pNETs 的分类方法如下。

1. 根据是否引起临床症状分为功能性、无功能性 pNETs

功能性 pNETs 与分泌的激素引起的临床综合征有关,依据产生主要症状的激素进行分类。常见的功能性 pNETs 包括胰岛素瘤、胰高血糖素瘤、胃泌素瘤、血管活性肠肽瘤等。确诊 pNETs 并对其分类,有助于后续治疗干预和长期随访。无功能性 pNETs 有时并不是不产生激素,只是不会导致特殊临床症状而已,它们常被偶然检测到,或是由于肿瘤巨大和/或发生远处转移而被发现。胰腺内分泌肿瘤的类型见表5。

表5　胰腺内分泌肿瘤的类型

肿瘤类型		分泌的激素类型
功能性 pNETs	胰岛素瘤	胰岛素
	胃泌素瘤	胃泌素
	胰高血糖素瘤	胰高血糖素
	生长抑素瘤	生长抑素
	促肾上腺皮质激素瘤	促肾上腺皮质激素
	血管活性肠肽瘤	血管活性肠肽
	生长激素释放激素因子瘤	生长激素释放激素因子
	甲状旁腺激素相关肽瘤	甲状旁腺激素相关肽
	神经降压素瘤	神经降压素
	胆囊收缩素瘤	胆囊收缩素
无功能性 pNETs	/	/

注:胰腺神经内分泌肿瘤(pancreatic neuroendocrine tumors, pNETs)。

2. 根据是否与遗传性综合征相关分为散发性、综合征相关的肿瘤

首先大部分 pNETs 不会遗传到下一代,只有不到10％的病例与遗传性疾病有关,与 pNETs 相关的遗传性疾病包括多发性内分泌腺瘤病 1 型(multiple endocrineneoplasia-1, MEN-1)、视网膜-小脑血管瘤疾病(又称 von Hippel-Lindau, VHL)、多发性神经纤维瘤病 1 型(neurofibmmatosis-1, NF-1)和结节性硬化症(tuberous sclerosis, TS)等,遗传学上来说上述疾病符合常染色体显性遗传的规律。

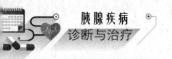
3. 根据肿瘤生物学和形态学特征进行分类

肿瘤的分级和分化是两个非常重要的预后指标。分级主要评估肿瘤的生长速度,一般用核分裂象和 Ki-67 指数来衡量;分化是评估肿瘤细胞与正常细胞的变异程度。低分化肿瘤的特征通常具有片状的多形性细胞和坏死区域。低分化神经内分泌癌倾向于高增殖活性和高侵袭性,这就意味着此类肿瘤长得"又快又野蛮",几乎所有低分化肿瘤都是高级别肿瘤。2017 年世界卫生组织将高分化胰腺内分泌肿瘤分为低级(G1)、中级(G2)、高级(G3)别胰腺内分泌肿瘤(详见表6)。

表 6 2017 年 WHO 胰腺神经内分泌肿瘤的分类系统

分化	分级	WHO 分级		WHO 命名
		核分裂象 (/10HPF)	Ki-67 指数 (%)	
高分化	低级别(G1)	<2	<3	G1 级
	中级别(G2)	2~20	3~20	G2 级
	高级别(G3)	>20	>20	G3 级
低分化	高级别	>20	>20	神经内分泌癌

注:世界卫生组织(world health organization, WHO);高倍视野(high power field, HPF)。

4. 根据肿瘤大小及转移情况进行 TNM 分期

依据肿瘤大小、周围有无淋巴结转移、是否累及远处的脏器,欧洲神经内分泌癌学会将 pNETs 分为 I~Ⅳ期。分期的数字越大,一般意味着肿瘤的病灶越大,或已累及周围淋巴结,甚至存在其他脏器转移。该分类方法有助于预测患者的生存时间,还可评估是否需要采取除手术之外的其他治疗方式。

TNM 分期比较复杂,感兴趣的可以了解下。

原发肿瘤(T)

T_X:无法定位原发肿瘤;T_0:无原发肿瘤证据;

T_1:肿瘤局限于胰腺,直径<2 cm;T_2:肿瘤局限于胰腺,直径2~4 cm;

T_3:肿瘤局限于胰腺,直径>4 cm,或已侵犯十二指肠或胆管;

T_4:肿瘤侵犯邻近器官(如胃、脾脏等)或大血管(如腹腔动脉或肠系膜上动脉);如为多发肿瘤则在任意 T 上加上远处转移。

区域淋巴结(N)

N_X:无法评估区域淋巴结;N_0:无区域淋巴结转移;N_1:存在区域淋巴结转移。

远处转移(M)

M_X:无法确定远处转移;M_0:无远处转移;M_1:存在远处转移。

TNM 临床分期

Ⅰ期:$T_1N_0M_0$;

Ⅱa 期:$T_2N_0M_0$,Ⅱb 期:$T_3N_0M_0$;

Ⅲa 期:$T_4N_0M_0$,Ⅲb 期:任意 T 及 N_1M_0;

Ⅳ期:任意 T、任意 N 及 M_1。

什么是胰岛细胞瘤

胰岛细胞瘤又称胰岛细胞腺瘤,是来源于胰岛细胞的肿瘤,可发生在胰腺的任何部位(甚至包括异位胰腺),发病年龄

为 20～50 岁。值得注意的是,胰岛细胞瘤可单独发生,也可合并其他器官及系统的疾病,如多发性内分泌腺瘤病 1 型(multiple endocrineneoplasia-1,MEN-1)。1927 年 Wilder 首先将某些胰岛细胞瘤分为有功能性和无功能性两种类型。

功能性胰岛细胞瘤,由胰岛 β 细胞产生,以分泌大量胰岛素为特征、又名胰岛素瘤,发作性低血糖是其标志性临床症状。90％以上的胰岛素瘤为良性肿瘤,90％为单发,约 90％的肿瘤位于胰腺内,大多患者的肿瘤体积＜2 cm,临床上很少见,每 100 万人群中有 3～4 人发病。

鉴于 75％无功能性胰岛细胞瘤可分泌胰多肽,因而无功能性胰岛细胞瘤也被称为胰多肽瘤(pancreatic polypeptidomas,PPomas)。无功能性胰岛细胞瘤属于罕见疾病,且无特异性症状,通常体积较大、平均为 8 cm,故很多患者因为腹部偶然摸到的肿块而就诊。肿瘤多为质地不一致的包块,半数患者可出现囊变、钙化、血管浸润等征象。无功能性胰岛细胞瘤具有恶性肿瘤的特性,因此无论是否有转移灶,若显微镜下肿瘤细胞彼此间风格迥异、具有较高的增殖活性(如核分裂象多)和攻城略地的生长方式(如包块的被膜、周围血管、神经及淋巴结受侵犯)时,应该警惕恶性可能。

胰岛细胞瘤有哪些临床表现

1. 胰岛素瘤的临床表现

前文提及无功能性胰岛细胞瘤极为罕见,临床上常见的胰岛细胞瘤为胰岛素瘤。99％以上胰岛素瘤的症状主要由低血糖导致的，低血糖会导致中枢神经系统功能障碍，如头痛、昏迷、精神行为异常等，低血糖也能引起儿茶酚胺过度释放所致交感神经兴奋症状，如出汗、震颤和心慌等。

由于胰岛细胞瘤临床症状复杂多样，容易误诊，部分患者在症状出现几年后方能明确诊断。因此，当出现不明原因的清晨昏迷或者 Whipple 三联征时，应首先明确是否为胰岛素瘤。Whipple 三联征包括：①自发性、周期性、发作性低血糖症状，多空腹或劳动后发作，表现为昏迷及精神神经症状；②发作时血糖值低于 2.8 mmol/L(50 mg/dl)(注：mg/dl 为旧单位，换算方法为 1/18 mg/dl＝1 mmol/L)；③口服或静脉注射葡萄糖后，症状可立即消失。

胰岛素瘤的大多数症状是由低血糖引起的，这是因为葡萄糖是大脑的主要"能量供应商"，所以部分患者经常通过多次进餐来避免低血糖发作，但反复进食可导致能量过度摄入，从而出现肥胖。

2.无功能性胰岛细胞瘤的临床表现

无功能性胰岛细胞瘤起病隐匿，病程长、进展慢，逐渐增大的肿瘤压迫胆管、消化道和血管，从而导致一系列临床症状，如压迫胆管可变成"小黄人"(即黄疸)，胃肠道受压后可出现消化不良(如进食后腹痛、腹部饱胀、恶心、呕吐等)，压迫门静脉系统导致门脉高压及相关并发症，如腹水、脾脏肿大、食管-胃底静脉曲张等。病程长者可出现体重下降。

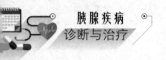
胰岛素瘤的诊断方法有哪些

前面所提及的 Whipple 三联征并不是胰岛素瘤的特有症状,且并不是每个胰岛素瘤患者禁食后都会发作低血糖,禁食一夜后只有不到 40％的胰岛素瘤患者的血糖水平低于 50 mg/dl(2.8 mmol/L)(注:mg/dl 为旧单位,换算方法如下:1/18 mg/dl＝1 mmol/L)。如果患者反复出现空腹低血糖同时伴有空腹血浆胰岛素水平升高,此时高度怀疑"胰岛素瘤",但仍需要进一步定性(这就意味着,我们需要确定是过度分泌的胰岛素导致这些症状)和定位(即寻找罪魁祸首的肿块)诊断。

一、定性诊断

1. 禁食试验

胰岛素瘤诊断的金标准是在严密监测下、进行长时间(有时长达 72 小时)禁食试验,并定时(一般间隔 4～6 小时)采血检测葡萄糖、胰岛素和 C 肽水平。大部分胰岛素瘤患者禁食 24 小时后会出现低血糖症状,且血糖低于 40 mg/dl,禁食时间延长至 72 小时后几乎 100％的患者可出现上述表现。值得注意的是,体型正常的健康受试者进行禁食试验时,当血糖水平降至低于 40 mg/dl 时,血浆胰岛素浓度也会随之下降,因而有研究者提出"血浆胰岛素/血糖"的概念(其中血浆胰岛素以 μU/ml、血糖以 mg/dl 计算),并认为,当血浆胰岛素/血糖＞0.3 时,需怀疑胰岛素瘤。

2. 其他相关指标的测定

血浆胰岛素原/胰岛素比值升高(＞22％)有助于诊断,但需排除肝肾功能不全等其他病因。检测尿磺脲值可有助于排除人为性低血糖(如胰岛素使用过量)。

3. 激发试验

一些药物(如甲苯磺丁脲、亮氨酸、胰高血糖素、钙剂、C肽抑制剂)可用以进行低血糖的激发试验。受试者先口服或者静脉注射甲苯磺丁脲,一般需要3小时内每隔30分钟采血检测血糖和胰岛素。正常人20～30分钟后血糖逐渐降低,1.5～2小时即可恢复正常。胰岛素瘤患者5～15分钟即有显著的低血糖反应,2小时后血糖不能恢复。由于该方法可引起持续性低血糖,试验时需慎重。当空腹血糖低于50 mg/dl时不宜采用低血糖激发试验。其他药物所致的激发试验目前在临床上很少开展。

二、定位诊断

影像学检查有助于胰岛素瘤的定位。这些检查包括彩超、CT、磁共振成像、超声内镜、选择性血管造影等。大的目标往往很瞩目、一般难以遗漏,同样的道理,直径超过3 cm的胰岛素瘤不太容易漏诊,但直径小于1 cm的胰腺内分泌肿瘤和转移性病灶的检出率不到一半。

彩超检查简单、经济、无创,但由于胰岛素瘤体积小,腹部彩超对胰岛素瘤检出率不高。薄层、增强CT扫描(胰腺专用CT)能提高病灶的发现率;磁共振成像可看到富血供的胰岛素瘤,是临床上定位诊断胰岛素瘤常见的非侵入性的方法之一,但受限于技术及诊断水平的差异,该方法的检出率因人而异(检出率为

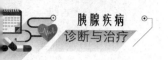
25%～100%)。

除了上述无创的检查方式外,还有一些侵入性的检查方式可供选择。超声内镜能发现较小的胰岛素瘤,这种检查方式结合了内镜及超声成像的优点,其敏感性超过79%。选择性血管造影对胰岛素瘤定位的准确率达50%以上,可发现直径小于1 cm的肿瘤,也是胰岛素瘤比较常见的术前定位方法。向特定的胰腺动脉注射钙剂并测量右(常用)或左侧肝静脉的胰岛素水平来定位(Imamura-Doppman法),但在动脉钙刺激后采用肝静脉取样的侵袭性影像学检查仅适用于顽固性或复发性胰岛素瘤,或其他定位诊断难以明确诊断时。

为什么胰岛素瘤易被误诊

胰岛素瘤临床表现复杂多样,主要由低血糖所致。但是,低血糖症状既可表现为交感神经兴奋症状(如出汗、心慌等),又可出现神经系统症状(如头痛、昏迷等)。尽管对此病的认知和检查技术水平在不断提高,但多数胰岛素瘤的确诊仍在患者症状出现多年后,常因反复发作的精神、神经症状被误诊为心血管疾病(如冠心病)、脑血管疾病(如脑梗死)和脑肿瘤、精神心理疾病(如精神分裂症、癔症等),国内已报道的误诊率可达37.7%～56%。

临床表现为低血糖甚至低血糖性昏迷的患者,还需与很多其他导致低血糖的病因相鉴别,如①体内产生胰岛素分泌过多:除了胰岛素瘤之外,还有胰岛瘤病、胰岛增生和胰岛细胞增殖症等其他原因;②药物的作用:包括应用外源性胰岛素、降糖药物等;③器官功能不全或衰竭:包括多脏器功能衰竭(如肝功能衰竭、心功能衰竭、肾功能衰竭等)、严重感染、营养不良等;④对抗胰岛素的激素缺乏:包括胰高血糖素、生长激素、皮质醇及肾上腺素一种或多种激素缺乏;⑤其他病因:如垂体前叶功能减退症、胰腺外肿瘤及大量饮酒等。因而,初诊医生应加强对胰岛素瘤的学习,注重了解低血糖患者的病史,避免误诊和漏诊。

胰岛素瘤除了可导致昏迷,还可引起精神异常的症状,患者可表现为行为异常、精神错乱、昏睡等。因此,胰岛素瘤极易被误诊为癔症、精神分裂症等精神疾病。该类患者往往初次就诊于精神科,若精神科医生对胰岛素瘤认知不够、诊断思维局限,未进一步寻找精神异常的病因,非常容易误诊。总之,对无明显诱因、发作不典型的患者,或者发作性精神障碍或以癔症等治疗无效者,应常规监测血糖,必要时应反复监测、特别是发作时同步检测血糖和血清胰岛素水平。如果患者入院后无低血糖症状,可行禁食试验,90%的病例可确诊。

因此,当患者出现典型 Whipple 三联征时,高度怀疑胰岛素瘤时,应按以下步骤进行诊断:①反复监测空腹及发作时血糖,确定症状是否由低血糖引起;②检测空腹及发作时血糖、胰岛素或者 C 肽水平,确定高胰岛素血症是否为低血糖的病因;③安排恰当的影像学检查,尽可能确定是否有肿瘤存在。

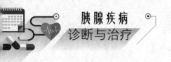

胰岛素瘤有哪些手术治疗方式

胰岛素瘤的治疗包括控制低血糖症状和切除病灶。胰岛素瘤患者术前通过 CT、磁共振成像或超声内镜一般可以精确定位,个别患者可能需要通过选择性动脉造影确定肿瘤位置;若术前定位不精确、术中超声检查也是一种有效的定位手段。

因胰岛素瘤容易引起低血糖反应,故无论肿瘤大小和是否为多发性内分泌腺瘤病 1 型(multiple endocrineneoplasia-1,MEN-1),即使少数病灶存在恶性可能或合并肝转移或是再次复发的患者,也都应尽可能手术切除病灶,大多数(70%~97%)患者通过手术切除后可治愈。由于绝大多数胰岛素瘤体积小、良性居多,且局限在胰腺内,所以术前影像学上发现胰岛素瘤的首选手术形式是腹腔镜。

胰岛素瘤的手术治疗包括针对肿瘤的手术和对转移病灶的治疗;针对瘤体的手术方式包括肿瘤剜除术、节段性切除术及联合脏器切除术等。手术方式的选择取决于肿瘤的大小、位置(如与胰管的相关性)、与周围脏器的关系等因素。肝动脉栓塞化疗可能是一种针对伴肝转移的胰岛素瘤的有效治疗手段。

对比较小的胰岛素瘤,近几年还发展了超声内镜引导下的肿瘤消融治疗术,手术创伤小,近期效果立竿见影。

胰岛素瘤的内科治疗有哪些

胰岛素瘤的主要治疗方式是手术治疗,但手术前后均需要有效地内科治疗控制低血糖症状。另外,若手术探查未发现肿瘤或肿瘤已广泛转移,亦可通过药物治疗控制症状;大多数胰岛素瘤患者可以通过饮食和药物治疗相结合的方式来控制低血糖症状,下面将依次阐述。

一、饮食管理

胰岛素瘤患者不应局限于摄入吸收迅速的碳水化合物,因为上述食物会刺激肿瘤分泌更多胰岛素,有时反而加重病情。饮食上我们建议吸收缓慢的碳水化合物(如面包、土豆、大米等)。然而,在低血糖发作期间,我们更推荐快速吸收的碳水化合物,如果汁等。严重低血糖发作的患者在增加碳水化合物摄入的同时,还需要持续静脉输注葡萄糖来减轻症状。

二、药物治疗

1. 二氮嗪

二氮嗪能抑制胰腺 β 细胞分泌胰岛素,还具有促进糖原分解、提高血糖水平,可用于幼儿特发性低血糖症、胰岛细胞瘤引起的严重低血糖的治疗。二氮嗪的不良反应与增大的药物剂量有关,主要包括水钠潴留(如水肿)、胃肠道症状如恶心、多毛。随餐服用二氮嗪可减少药物对胃肠道的刺激。不良反应可限制使用至最大剂量。

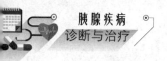

2. SSAs

目前常见的生长抑素类似物(Somatostatin analogs, SSAs)包括奥曲肽、兰瑞肽等,该类药物可控制半数左右(40%~60%)胰岛素瘤患者的低血糖症状。SSAs 被认为主要是通过与肿瘤上的生长抑素受体结合后发挥作用,但由于胰岛素瘤中生长抑素受体水平较低,所以胰岛素瘤对 SSAs 的反应率低于其他功能性 pNETs。由于 SSAs 还会降低升糖激素(如胰高血糖素和生长激素)的分泌,有时给药可能会加重低血糖。因此,在给药长效 SSAs 如奥曲肽或兰瑞肽之前,通常建议对短效 SSAs 进行密切监测血糖波动情况。长期接受 SSAs 治疗者,因容易导致胆汁淤积、胆石症的发生,应注意随访观察。

3. 依维莫司

依维莫司(Everolimus)是一种哺乳动物雷帕霉素(西罗莫司)靶蛋白(mammalian target of rapamycin, mTOR)的抑制剂,已被认为是晚期或转移性 pNETs 患者的一线用药。其不良反应主要包括高血糖、口腔炎和非感染性肺炎。

4. 细胞毒性化疗药物治疗

对于无法手术、进展期、高分化、肝转移、对上述其他药物(如二氮嗪和 SSAs 等)耐药的肿瘤患者,可采用链脲霉素+氟尿嘧啶进行全身化疗。

什么是胰高血糖素瘤

胰高血糖素瘤是一种罕见的、起源于胰岛 α 细胞、偶可累及

δ细胞的胰岛细胞瘤,以分泌过多的胰高血糖素为特征,可导致高血糖皮肤综合征,包括坏死松解性游走性红斑(necrolytic migratory erythema, NME)、糖尿病、消瘦、正细胞正色素性贫血、舌炎、口角炎和静脉血栓等,有时还伴有腹泻、神经症状和低氨基酸血症。1923年Marlin等首先发现该病可引起顽固性皮疹、舌炎和糖尿病等症状;1974年Mallinson等人建立了NME与产生胰高血糖素肿瘤的关联,并命名为"胰高血糖素瘤综合征"。胰高血糖素瘤几乎全部发生于胰腺,以胰尾部最常见(60%)。胰高血糖素瘤80%为恶性,多为单发,直径多为1.5~3.5 cm。半数以上的患者确诊时多已出现肝脏及淋巴结转移,也可出现骨、肺、肠系膜的转移。胰高血糖瘤发病高峰为50~70岁,女性多见。

胰高血糖素瘤有哪些临床特点

胰高血糖素瘤以分泌过多的胰高血糖素为特征,并引起高血糖皮肤综合征。

1. 皮肤损害

坏死松解性游走性红斑(necrolytic migratory erythema, NME)是胰高血糖素瘤患者中比较典型的临床表现,该皮损常常在确诊pNETs前就被发现。皮肤病变可能会反反复复发作,且常被误诊。典型皮肤损伤出现在口面部或三方间容易受损区域(如腹股沟、臀部、大腿或会阴),主要呈现环形或弧形、区域性红斑或红色斑丘疹,此后红斑向外侧呈环行或匐行扩散、融合;红

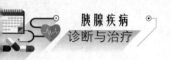

斑中央可逐步出现大疱,接着这些大疱出现糜烂、坏死、结痂,发展为坏死溶解性大疱状斑丘疹,愈合处后留下色素沉着。整个病变过程表现为缓慢进展、反复发作,通常需要1～2周。

2. 糖尿病

糖尿病是最常见的临床症状。葡萄糖不耐受或糖尿病也可能在确诊胰高血糖素瘤多年前即被发现。这可能与胰高血糖素的高分泌有关,多数患者的血糖可以通过饮食或者降糖药物得到控制。

3. 其他症状

90%的患者体重可减轻4.5 kg以上,即使是小的、非转移性肿瘤患者,这可能与胰高血糖素引起的代谢增强有关。严重的低氨基酸血症很常见,而且有时也会出现必需脂肪酸缺乏症。静脉血栓栓塞在胰高血糖素瘤中比在其他 pNETs 中更常见,30%患者可出现深静脉血栓和肺栓塞。正细胞正色素性贫血可出现在85%患者中,其机制可能与胰高血糖素抑制红细胞生成有关。由于大量胰高血糖素作用于中枢神经系统导致中枢神经系统功能不全,少数患者可出现精神神经系统症状,如痴呆、口吃等。胰高血糖素瘤患者还会出现舌炎和口角炎、腹泻、慢性外阴炎,还可能存在低胆固醇血症、低蛋白血症、黄疸及神经症状等异常。

胰高血糖素瘤如何诊断和鉴别诊断

胰高血糖素瘤发病率低,常因特殊皮疹而怀疑胰高血糖素瘤。结合上述临床症状、结合下列定位、定性和病理诊断,可以提高胰高血糖素瘤的诊断率。

一、定性诊断

1. 血浆胰高血糖素的检测

(1) 基础测定:胰高血糖素多显著增高,可超过 1000 pg/ml(正常值低于 200 pg/ml),为正常值 5～10 倍,且口服或静脉注入葡萄糖往往不能抑制胰高血糖素的分泌。轻度高胰高血糖素血症(200～500 pg/ml)也发生在许多其他情况下,如肝硬化、急性胰腺炎等。

(2) 激发试验:注射促胰腺 α 细胞分泌剂(如精氨酸、丙氨酸)后可升高血浆胰高血糖素,但该试验并非胰高血糖素瘤的特异性诊断方法,因为原发性或继发性的胰岛 α 细胞增生也可见到类似反应。

2. 相关指标的测定

结合患者的临床症状,胰高血糖素瘤患者可出现尿糖阳性、血糖升高或葡萄糖耐量下降;有时伴有低氨基酸血症、低胆固醇血症、低蛋白血症;有的患者还表现为正细胞正血色素性贫血。

二、定位诊断

由于胰高血糖素瘤瘤体的直径较大,通过腹部彩超、CT、磁共振成像可以发现原发性、转移性病灶。腹腔动脉和胰动脉血管造影可提高胰高血糖素瘤的诊断率,但不能确定肿瘤性质。采用选择性门静脉插管取样测定胰高血糖素对肿瘤的定位和定性均有一定的价值,但该方法为侵入性检查、在临床应用有一定的限制。

三、鉴别诊断

胰高血糖素瘤血浆胰高血糖素水平增高,并存在特殊皮肤损害,故凡具有皮肤损害及胰高血糖素水平增高的病例均应予以鉴别。

1. 皮肤损害的疾病

(1)胰高血糖素瘤患者的皮肤损害呈坏死松解性游走性红斑改变,这就需要与能引起类似皮损的疾病相鉴别,如天疱疮、脓疱性牛皮癣、中毒性表皮坏死溶解等。

(2)皮肤损害与肿瘤同时存在的患者,应与皮肌炎、黑色棘皮症等鉴别。

2. 血浆胰高血糖素增高的疾病

血浆胰高血糖素明显升高者只见于胰高血糖素瘤,但轻度高胰高血糖素血症也见于下列情况和疾病:摄入蛋白质、长期饥饿、严重应激(如创伤、烧伤、感染、剧烈运动等)、停用胰岛素、糖尿病酮症酸中毒、急性胰腺炎、肝硬化、腹腔疾病、慢性肾脏病、肢端肥大症、库欣综合征、嗜铬细胞瘤、家族性高胰高血糖素血症、药物影响(如达那唑)等应与之鉴别。

胰高血糖素瘤如何治疗

一、非手术治疗

胰高血糖素瘤的药物治疗旨在缓解症状、改善营养状况和降低血糖。胰高血糖素的分解代谢和高血糖可以明显影响患者的营养状况,如果出现明显体重下降时,有时需要通过肠外营养支持治疗。为了避免出现深静脉血栓,在胰高血糖素瘤的治疗中应考虑在围手术期进行抗凝治疗。

1. 皮肤损害治疗

一些患者皮疹经生长抑素类似物(Somatostatin analogs, SSAs)治疗后可好转,皮损改善率高达30%。另外,补充机体缺乏的氨基酸有助于皮肤损害的治疗。另外,激素、硫唑嘌呤、抗生素在治疗皮肤损害方面具有一定疗效。

2. 抑制高胰高血糖素血症水平

生长抑素类似物(SSAs)可降低明显高胰高血糖素血症,甚至可恢复至正常范围。胰高血糖素瘤对SSAs非常敏感,如长期用药后出现症状反复时,亦可通过增加剂量、提高给药频率控制症状。

3. 细胞毒性化疗药物

对于不能完全切除肿瘤的患者,可采用链脲霉素(链佐星)、氟尿嘧啶、阿霉素进行全身化疗。

二、手术治疗

胰高血糖素瘤多为单发、恶性肿瘤,一旦明确诊断、存在手术指征时,建议尽早手术切除。胰高血糖素瘤患者手术风险一般较低,但不幸的是,超过半数的胰高血糖素瘤患者在确诊时已经发生转移。肿瘤体积较小(直径<2 cm)时可采取肿瘤剜除术、局部切除术;若肿瘤体积较大时,应实施胰十二指肠切除术、淋巴结清扫以及联合脏器切除术。对于原发病灶较小、确诊时已有转移、一般情况良好的患者,有时可以考虑姑息性手术切除,术后联合其他治疗(如细胞毒性化疗药物)。针对肝转移病灶,可行肝动脉栓塞化疗以缩小病灶。

什么是胃泌素瘤

　　胃泌素瘤起源于胰岛 δ 细胞,可分泌大量胃泌素,引起胃酸分泌过多的难治性消化道溃疡,亦被称为胰源性溃疡病。1955年,Zollinger 和 Ellison 首次报道了胰腺非 β 细胞肿瘤引起的 2 例极度酸分泌和难治性消化道溃疡(peptic ulcer disease, PUD)的患者,故而胃泌素瘤被称作卓-艾综合征(Zollinger-Ellison symptom, ZES)。大部分胃泌素瘤位于胃泌素瘤三角区内,上界是胆囊管与胆总管的交汇处,下界是十二指肠第二、三段的交界处,内侧是胰腺颈、体部的连接处。胰外胃泌素瘤最常见的部位是十二指肠。ZES 直径多小于 2 cm,其组织学虽无恶性特征,但约 2/3 患者确诊时存在肝脏、淋巴结转移。1/4 的 ZES 患者合并 MEN-1,但临床表现与散发性 ZES 患者相似。多数胃泌素瘤免疫组化表现为抗胃泌素抗体阳性,本病可发生于任何年龄,但以 30～50 岁为常见,男性发病率较女性高(1.5～2∶1)。总体来说胃泌素瘤属于罕见病。

胃泌素瘤与消化性溃疡有什么差异

　　胃泌素瘤(Zollinger-Ellison symptom, ZES)又名胰源性溃疡,临床上可出现胃酸分泌多和难治性消化性溃疡(peptic ulcer disease，PUD），溃疡引起的腹痛与PUD所致的腹痛一般无法区分。当出现以下情况的PUD时，应当怀疑ZES。

（1）反复发生、严重的或者家族聚集性的PUD。

（2）无幽门螺杆菌感染或非甾体类抗炎药物（non-steroidal anti-inflammatory drugs，NSAIDs）（如布洛芬等）服用史等高危因素、但发生了PUD。

（3）与严重胃-食管反流疾病（gastroesophageal reflux disease，GERD）相关的PUD。

（4）胃镜下多发、非典型发病部位、一般抑制胃酸治疗无效或者伴有出血、穿孔等严重并发症的难治性PUD。

（5）与腹泻相关、服用质子泵抑制剂（proton pump inhibitors，PPIs）后腹泻明显缓解的PUD。

（6）伴随高钙血症及高胃泌素血症的PUD。

胃泌素瘤如何治疗

胃泌素瘤（Zollinger-Ellison symptom，ZES）患者的治疗主要包括两大主旨：首先，必须控制胃酸高分泌；第二，去除胃泌素瘤病灶。如果胃酸分泌得不到有效控制，消化性溃疡的致命并发症（如消化道出血、穿孔等）几乎都会发生。尽管大多数患者在诊断为ZES之前接受了有效的抑酸治疗，但仍有近四分之一的患者出现出血，少部分患者出现溃疡穿孔、食管狭窄。根治性手术仍是最佳治疗方式，但对处于晚期、进展期ZES患者，可采

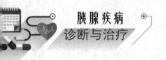

用链脲霉素(链佐星)、氟尿嘧啶、阿霉素进行全身化疗。针对肝转移患者,可行肝动脉栓塞化疗控制局部转移瘤。

1. 控制胃酸高分泌

质子泵抑制剂(proton pump inhibitors, PPIs)(如奥美拉唑、兰索拉唑、泮托拉唑、雷贝拉唑和艾司奥美拉唑等)和组胺 2 受体拮抗剂(Histamine 2 receptor antagonists, H2RAs)(如西咪替丁、法莫替丁等),能够抑制高水平的胃酸。其中 PPIs 作用持续时间长,长期使用安全性良好,在 ZES 患者(>95%)中每日给药 1~2 次,是目前首选抑酸药物。H2RAs 同样有效,通常需要高于常规剂量。给予足够剂量的抑酸药,降低酸水平可促进消化道溃疡愈合并降低复发率。

对于某些患者,如患有多发性内分泌腺瘤病 1 型(multiple endocrineneoplasia-1, MEN-1)/胃泌素瘤(MEN-1/ZES)、严重胃食管反流疾病(gastroesophageal reflux disease, GERD)或以前接受过毕Ⅱ式(Billroth Ⅱ)胃大部切除术,往往推荐更高的 PPIs 初始剂量。

2. 去除胃泌素瘤病灶

术前进行完善的影像学检查(如 CT、磁共振成像及 PET-CT 检查等),有助于精确定位胃泌素瘤;手术方式依据术前定位和术中剖腹探查所见而定。对于局限性胃泌素瘤的病灶,建议行根治性切除完整瘤体,并清扫周围淋巴结,治愈率接近 45%;如果病灶靠近血管或累及血管时,建议至经验丰富的医院进行治疗。对于 MEN-1 合并胃泌素瘤时,若直径<2 cm 不建议手术治疗,当直径>2 cm 则建议剜除胃泌素瘤瘤体,仅对少数特殊病例可行胰十二指肠切除术。隐匿性胃泌素瘤可严密随访或行十二指肠切开探查,在术中超声引导下摘除或局部切除病灶。对于抗酸治疗效果差或晚期肿瘤不能切除的患者,全胃切除术具有一定的应用价值,因为该手术可以去除胃泌素的作用器官,从而避免消化性溃疡的严重并发症。

什么是血管活性肠肽瘤

血管活性肠肽瘤是 1958 年由 Verner 和 Marrson 首次报道,因其分泌大量血管活性肠肽(vasoactive intestinal peptide, VIP)可引起"WDHA 综合征",即严重的水样泻、低钾血症、胃酸过少或缺乏等临床表现。由于水样泻与霍乱存在相似之处,血管活性肠肽瘤又被称作"胰腺霍乱"。胰腺血管活性肠肽瘤占胰腺内分泌肿瘤的 5%,仅次于胰岛素瘤和胃泌素瘤;每年发病率为千万分之一,发病高峰在 40~70 岁,男女均可发病、性别没有明显差异性。血管活性肠肽瘤多单发,体积较大(直径平均 2~7 cm),恶性居多(约 60%),多数确诊时已有转移。大多数(80%~90%)血管活性肠肽瘤位于胰腺内,以胰腺体尾部多见;有时在交感神经系统可见病灶。

血管活性肠肽瘤有哪些临床表现

血管活性肠肽瘤的主要特征是伴有低钾血症和血容量减少

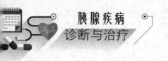

的严重分泌性腹泻;所谓分泌性腹泻是指因肠道表面的黏膜受到刺激而致水电解质分泌过多或吸收障碍而导致的腹泻,这是该病最明显的症状。水样便量大且持续时间长,尤其在禁食 72 小时后腹泻仍无缓解者,需怀疑血管活性肠肽瘤;该病其他临床症状还有电解质及酸碱平衡紊乱、胃酸减少、葡萄糖耐量异常、体重下降、肠痉挛、皮肤潮红等。

1. 腹泻

该病的典型症状是严重分泌性腹泻,腹泻常呈突发性、暴发性发作,有时呈间歇性,重症患者可呈持续性发作。超过半数(约70%)的患者每天的腹泻量在 3 L 以上、90% 患者每天有 5 次或更多的大便,粪便稀薄如水样,外观似淡茶。血管活性肠肽瘤患者在长时间禁食后仍有水样泻,因此禁食 72 小时后有无腹泻、有时可用来鉴别其他原因所致腹泻。

2. 水、电解质和酸碱平衡紊乱

由于长期大量持续的腹泻,大量水分、电解质经由粪便丢失,患者因而出现脱水、血压下降,并出现低血钾、低血镁、低血氯、酸中毒等水电解质和酸碱平衡紊乱,严重电解质和酸碱平衡紊乱可致恶性心律失常、低钾性肾病或肾功能衰竭等并发症,甚至可至死亡。

3. 低胃酸或无胃酸

3/4 患者胃酸 pH 升高,甚至无胃酸。胃酸主要由胃里面的壁细胞分泌产生,对血管活性肠肽瘤患者进行胃黏膜活检,发现壁细胞数量正常,这就意味着血管活性肠肽瘤患者胃酸减少与壁细胞本身的变化无关,潜在机制可能与 VIP 能抑制胃酸分泌、甚至导致部分患者出现无胃酸的状态。

4.低磷血症和高钙血症

近一半的患者存在低磷血症和高钙血症,但切除肿瘤后上述代谢紊乱得以纠正,推测与胰岛肿瘤本身分泌的、影响钙磷代谢的激素增多有关。

5.葡萄糖耐量降低和糖尿病

约50%的患者有葡萄糖耐量降低,少部分(约18%)患者符合糖尿病的诊断。其原因可能为 VIP 的结构与胰高血糖素相似,因此可发生胰高血糖素样效应;此外,有研究发现低钾血症可能导致胰岛素抵抗,从而出现血糖升高。切除肿瘤后患者葡萄糖耐量也可恢复正常。

6.其他

约62%的血管活性肠肽瘤患者可有肠痉挛、腹痛;20%的患者脸上及胸前出现阵发性皮肤潮红。

血管活性肠肽瘤如何诊断

血管活性肠肽瘤的诊断应包括典型临床症状(如在禁食时持续大量分泌性腹泻)和高血浆血管活性肠肽(vasoactive intestinal peptide, VIP)水平。CT 或磁共振成像可确定较大肿瘤或转移瘤,可常规用于可疑血管活性肠肽瘤的筛查;生长抑素受体显像(somatostatin receptor scintigraphy, SRS)和超声内镜也可考虑选用。实验室检查、影像学检查,还可结合选择性胰动脉造

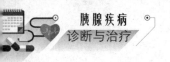

影和经皮肝穿刺门静脉置管(percutaneous transhepatic portal catheterization，PTPC)分段取血法等多种定位检查,提高血管活性肠肽瘤的检出率。针对儿童患者应注意有无神经节细胞瘤,防止误诊。单独应用一种方法时确诊率不超过 50%。胰腺血管活性肠肽瘤的影像学诊断应联用彩超、CT、磁共振成像、DSA 等检查,以利于提高诊断率。

一、定性诊断

1. 血浆血管活性肠肽(VIP)测定

正常人血浆 VIP 为 1.5～20 pmol/L(不同实验室的检测范围会略有差别)。大部分血管活性肠肽瘤患者血浆 VIP 明显增高,一般认为超过 60 pmol/L 可初步诊断。血管活性肠肽瘤并不持续分泌 VIP,血浆 VIP 存在波动性,所以应多次测定;由于血管活性肠肽瘤早期、两次腹泻发作之间,血浆 VIP 浓度可能并不升高,故建议在水样泻发作时测定。值得注意的是,VIP 升高并不一定意味着血管活性肠肽瘤,因为长时间禁食、肠道炎症性疾病、小肠切除后及慢性肾功能不全等情况下,VIP 水平也可升高,应当注意鉴别。

2. 胃酸检测

以五肽胃泌素等作为刺激物,定时留取基础胃液,测定单位时间内胃酸的分泌量,包含基础胃酸分泌量(basal acid output，BAO)、最大胃酸分泌量(maximal acid output，MAO)和高峰胃酸分泌量(peak acid output，PAO)。影响胃酸分泌的因素很多,如患者性别、年龄、精神状况、食欲、吸烟、饮酒等。故胃酸分泌量测定对诊断疾病的特异性较差。

3. 其他激素测定

血管活性肠肽瘤患者血浆生长抑素水平明显增高,这可能由于生长抑素活性低,其抑制肠道分泌的作用被 VIP 拮抗所致。胰多肽升高,提示肿瘤位于胰腺组织内。降钙素的增多与内分泌肿瘤的多激素分泌有关,免疫组化可见肿瘤含有大量的降钙素阳性细胞。

4. 其他检测

电解质水平(如血钾、镁、钙等)、酸碱水平、血糖水平(必要时行葡萄糖耐量 OGTT 试验)等。

二、定位诊断

1. 腹部彩超、CT 和磁共振成像

血管活性肠肽瘤体积较大,通过腹部彩超、CT 和磁共振成像可以显示肿瘤的部位、大小和数目,并能掌握有无肝脏或周围淋巴结转移,故常作为首选的定位检查方式。

2. 选择性胰动脉造影

选择性胰动脉造影可以增加定位检查的准确性和诊断率,但也存在假阴性或假阳性,且难以区分胰腺肿瘤的具体类型。有研究发现,CT 联合血管造影可以将血管活性肠肽瘤的检出率提高至 90% 以上。

3. 经皮肝穿刺门静脉系置管取血法

经皮肝穿刺门静脉系置管取血法(percutaneous transhepatic portal catheterization, PTPC)法通过采自不同部位的门脉系统血液,并测定血浆血管活性肠肽的浓度,从而有助于准确定位肿瘤。

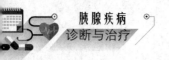

4. 其他方式

超声内镜及术中超声检查的检出率均达 90%，还能发现位于胰腺内、小体积的肿瘤。生长抑素受体显像（somatostatin receptor scintigraphy, SRS）对于 pNETs 的灵敏度强、特异性高，可用于判断肿瘤的分期，明确有无肝转移及其他远处转移；但 SRS 对于直径小于 1 cm 肿瘤的漏诊率高（约 50%）。经内镜逆行胰胆管造影（endoscopic retrograde cholangiopancreatography, ERCP）对侵犯胰管的血管活性肠肽瘤有一定的定位诊断价值。腹腔镜可以对肿瘤实施活检，对肿瘤的定性和定位、判定有无转移等有一定价值。剖腹探查适用于影像学定位困难，临床上又高度怀疑胰血管活性肠肽瘤时。

血管活性肠肽瘤与其他疾病怎样鉴别

血管活性肠肽瘤又被称作胰腺霍乱，是一种非常罕见的神经内分泌肿瘤，临床医师对其认识不足时极易误诊。血管活性肠肽瘤典型临床表现为慢性、大量分泌性腹泻，除了血管活性肠肽瘤，其他疾病也可能出现慢性腹泻，相关鉴别如下。

（1）感染性腹泻：一般发病急，病程短，有时能发现不洁饮食的诱因，光镜下或粪便培养可发现致病菌；血管活性肠肽瘤患者一般病程长，且粪便中无致病菌。

（2）渗透性腹泻：可能与食物吸收障碍或者肠腔内渗透压的升高有关，如乳糖吸收不良，此类疾病可通过禁食试验来与血管活性肠肽瘤相鉴别。一般在禁食 48～72 小时后,渗透性腹泻患者症状可以减轻甚至消失;而血管活性肠肽瘤所致的分泌性腹泻的症状则持续存在。

(3) 其他功能性神经内分泌肿瘤:可能也伴随腹泻,但该类患者一般还有其他典型特征,可以由此加以鉴别:①胃泌素瘤:胃泌素瘤患者一般胃酸高、内镜可见消化性溃疡,且该类患者经胃肠减压或者予以抑酸治疗后常常能明显减轻腹泻。②生长抑素瘤:生长抑素瘤患者表现为脂肪泻,这与血管活性肠肽瘤患者的水样腹泻明显不同。③类癌:类癌患者存在腹泻、皮肤潮红等临床表现,可出现一些激素水平升高(如血 5-羟色胺、缓激肽等),而血管活性肠肽瘤患者中血浆血管活性肠肽(vaso-active intestinal peptide, VIP)会明显高于正常人。

另外,单纯血浆 VIP 水平升高不能作为腹泻患者诊断血管活性肠肽瘤的唯一依据,因为其他情况(如长期禁食、炎症性肠病、小肠切除术、放射性肠炎、慢性肾脏病、胰岛细胞增殖症/胰岛细胞弥漫性增生)有时也会出现 VIP 水平升高。

血管活性肠肽瘤怎样治疗

血管活性肠肽瘤一旦确诊,若存在手术指征(如病灶比较局限时),应当首选手术治疗,但手术前需注意纠正水、电解质紊乱。非手术治疗主要是药物治疗,适用于术前准备以及症状的控制。化疗对转移性肿瘤的治疗是有效的,还可能控制对其他

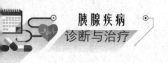

药物治疗无效的患者的症状。

一、非手术治疗

1. 纠正水、电解质和酸碱平衡紊乱

血管活性肠肽瘤腹泻可急性发作,短期内患者可出现脱水,严重可出现血压下降、甚至昏迷,首要目标是充分补充水分和电解质,以提高血压、纠正电解质紊乱。一般宜快速补液,同时纠正低钾血症、代谢性酸中毒。纠正水电解质和酸碱平衡紊乱对于没有手术指征的晚期患者也是非常重要的治疗方式。

2. 生长抑素类似物

生长抑素类似物(Somatostatin analogs, SSAs)是目前控制血管活性肠肽瘤症状最有效的药物,它可抑制血管活性肠肽的分泌,控制腹泻症状并能抑制肿瘤生长。长时间应用 SSAs 可能会导致药物耐药从而需增加剂量。奥曲肽在控制腹泻症状方面有卓越的疗效;奥曲肽可在 1~2 天内使腹泻停止或明显缓解,提高血钾水平,降低血浆血管活性肠肽(vasoactive intestinal peptide, VIP)水平。此外,SSAs 与干扰素-α 合用可改善治疗效果,延缓肿瘤进展。

3. 肾上腺皮质激素

肾上腺皮质激素能抑制 VIP 的释放,降低血浆 VIP 水平,从而促进肠道吸收水分和抑制肠液分泌,可暂时缓解腹泻。持续用药可持续缓解一段时间,但该药治标不治本。

4. 细胞毒性化疗药物

化疗药物(如链脲霉素、5-氟尿嘧啶等)可有效控制由转移瘤所致的腹泻；与其他神经内分泌肿瘤相比，血管活性肠肽瘤对链脲霉素相对敏感。

5. 其他药物

据报道胃复安(甲氧氯普胺)能降低 VIP 释放,消炎痛(吲哚美辛)可抑制前列腺素合成,对合成前列腺素增多的肿瘤病例有缓解水样腹泻的作用。此外,血管紧张素也可能有一定的治疗作用。

二、手术治疗

手术是血管活性肠肽瘤最有效的治疗方式。所有没有转移性病灶的患者都应考虑手术治疗,三分之一的患者通过手术切除胰腺血管活性肠肽瘤可以缓解所有症状,其中高达30%的患者被治愈。根据肿瘤的大小、在胰腺中的部位、病理性质(如良/恶性)等情况选择合适的手术方式(如肿瘤剜除术、胰腺部分切除术、胰十二指肠切除术等)。对转移性肿瘤应争取行根治性切除术,但即使仅仅行肿瘤减瘤手术,也能缓解本病的临床症状。如肝内多处转移灶不能通过手术切除时,可采用肝动脉栓塞,此法有一定疗效且对肝功能的损伤较轻。对于多次肝内复发的胰腺血管活性肠肽瘤患者,可考虑采用肝移植治疗。

其他胰腺内分泌肿瘤有哪些

除了前面提及的发病率较高的功能性胰腺内分泌肿瘤,还

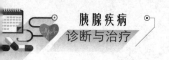
包括一些罕见功能性胰腺内分泌肿瘤、无功能性胰腺内分泌肿瘤及遗传性胰腺内分泌肿瘤,下面将详细阐述。

一、其他功能性胰腺神经内分泌肿瘤

大部分罕见功能性胰腺神经内分泌肿瘤诊断时已经存在远处转移,5 年生存率主要与肿瘤的生长速度相关,与激素水平无明显相关性。

1. 生长抑素瘤

生长抑素瘤(Somatostatinoma)于 1977 年被首次报道,属于罕见的、分泌大量生长抑素的胰腺内分泌肿瘤,患者可能同时存在"糖尿病、胆石症、脂肪泻"三联征。生长抑素瘤多见于 50 岁以上者,男女性发病无显著差异。该病多单发,瘤体一般较大(平均 5 cm)。超半数的生长抑素瘤起源于胰腺,还有些生长抑素瘤来源于胰腺外的器官,如乏特氏壶腹等。

生长抑素瘤的临床表现复杂多样,早期诊断十分困难,多数患者确诊时已发生远处转移。如果患者同时存在上述典型临床症状,应考虑到生长抑素瘤的可能性,需进一步检测生长抑素水平。大多数生长抑素瘤患者血浆生长抑素水平大于1000 pg/ml。由于生长抑素瘤直径较大,影像学检查(如 CT 等)一般能轻易发现原发灶及转移性病变。

手术是治疗生长抑素瘤的首选方法。大多数生长抑素瘤生物学特性为恶性,很多患者确诊时已出现肝脏、胰腺周围淋巴结等多处转移,丧失根治性切除的机会;针对此类患者,采用姑息性减瘤手术,不仅可以减轻肿瘤负荷,还可以减轻临床症状,提高生活质量,延长生存时间。晚期肿瘤,且无手术时机的患者可采用内科综合的治疗措施,如予以链脲霉素(链佐星)化疗等。

2. 生长激素释放因子瘤

生长激素释放因子瘤(growth hormone releasing factor tumors, GRFomas)是一种罕见功能性神经内分泌肿瘤,发病率为 4/100 万~5/100 万(意味着每一百万人群中有 4~5 名发病),约占胰腺肿瘤的 7%。1/3 生长激素释放因子瘤患者可出现胰腺病灶,但多数发生在肺、少数位于小肠。该肿瘤女性多见,发病高峰在 40 岁左右。肿瘤主要位于胰腺尾部,大小不均。主要临床表现为肢端肥大症及肿瘤所致压迫症状,但一般无垂体病变。血中生长激素明显增高;当血生长激素释放因子(growth hormone releasing factor, GRF)>300 ng/L 时,有诊断意义;采取多种影像学检查方式(如增强 CT、超声内镜联合 PET-CT 等)可提高肿瘤的检出率。手术切除病灶仍是生长激素释放因子瘤的主要方法。

3. 神经降压素瘤

神经降压素瘤(neurotensinoma)是极为罕见的胰腺内分泌肿瘤,均位于胰腺头部,平均直径约 4 cm,多为良性病变,一般无胰腺内浸润及胰周淋巴结转移。神经降压素瘤的临床症状复杂多样,主要与其分泌的神经降压素(neurotensin, NT)密切相关;主要包括低血压、发作性水样泻、糖尿病、面部潮红等。血清 NT 水平升高是诊断该病的重要定性证据。超声、CT、磁共振成像、PET-CT、超声内镜、术中超声等方法可对肿瘤进行有效定位。当临床表现(排除外类癌、血管活性肠肽瘤后)高度提示神经降

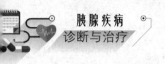
压素瘤时,若血清 NT>30 pmol/L 可初步诊断神经降压素瘤。由于该病极为罕见,手术去除原发灶仍是目前最有效的治疗方式。

4. 其他类型功能性胰腺神经内分泌肿瘤

分泌促肾上腺皮质激素(adreno-cortico-tropic-hormone, ACTH)的 pNETs 可导致库欣综合征。这些肿瘤通常具有侵袭性,可发生远处转移性,且对生长抑素类似物(Somatostatin analogs, SSAs)治疗无效。分泌甲状旁腺激素(parathyroid hormone, PTH)相关肽的 pNETs,可导致高钙血症,通常在诊断时体积较大,并容易出现肝脏转移灶;除了抗肿瘤治疗,二磷酸盐可用于控制高钙血症。产生 5-羟色胺的 pNETs 会导致类癌综合征,是一种非常罕见、体积巨大的恶性肿瘤。

二、无功能性胰腺神经内分泌肿瘤

无功能性胰腺神经内分泌肿瘤(nonfunctional pNETs, NF-pNETs)是一种与引起功能综合征的肽/胺无关的 pNETs,其症状完全是由肿瘤本身的局部压迫引起的。在血液和尿液中可检出升高的激素,却并不表现出特定的症状。当肿瘤体积增大到一定程度时,出现肿瘤局部压迫的相症状,如消化道梗阻、黄疸等,也可能出现转移瘤所致临床表现。

1. 临床特征

典型的分化良好的 NF-pNETs 患者年龄在 40～60 岁之间。从初发症状到确诊的平均时间从 6 个月到 3 年不等。越来越多的小的 NF-pNETs 常常因为其他原因检查时被偶然发现并加以诊断。临床表现主要是增大的肿瘤对消化道、胆管、胰管、血管等造成的压迫症状,如恶心、呕吐、黄疸、腹痛及放射痛(中上腹痛有时可放射到腰背部)等。

2. 治疗

对于局部可切除的 NF-pNETs 患者,一般建议手术切除。疗效取决于肿瘤大小、形态和淋巴结及其他脏器是否累及。目前对于小的(≤2 cm)、散发性、意外发现的、低级别 NF-pNETs 患者的治疗存在争议;一些研究表明,定期复查发现上述患者的疾病稳定性很高。提示肿瘤惰性的影像学特征包括清晰的肿瘤边界和均质的瘤体。最终,手术和定期复查的抉择需要综合考虑患者的年龄、并发症和定期随访复查的意愿等因素。

三、遗传性胰腺神经内分泌肿瘤(pNETs)

多发性内分泌肿瘤 1 型(multiple endocrine neoplasia 1, MEN-1;Wermer 综合征)是比较常见的遗传性胰腺神经内分泌肿瘤,通常累及多个脏器包括甲状旁腺、胰腺、十二指肠和垂体等,主要表现为甲状旁腺功能亢进、多灶胰十二指肠 NETs 和垂体腺瘤,以甲状旁腺功能亢进最常见。MEN-1 基因的遗传缺陷位于 11 号染色体,出现调控遗传物质稳定及细胞分裂增殖的蛋白 menin 发生突变。

对于 MEN-1 型,手术切除肿瘤是肿瘤治疗的不二选择,尽可能彻底切除原发病灶及转移灶,减少瘤体数量和体积,降低异常增多的激素,从而达到缓解症状,提高患者生活质量。联合使用放疗及化疗,可提高治愈率。

(吴龙云)

胰腺囊性疾病和胰腺先天性异常

胰腺囊性疾病有哪些种类

胰腺囊性疾病是指由胰腺上皮和(或)间质组织形成的肿瘤或非肿瘤性含囊腔的病变。主要包括胰腺假性囊肿和胰腺囊性肿瘤,还有胰腺真性囊肿。

什么是胰腺假性囊肿

胰腺假性囊肿(pancreatic pseudocyst, PPC)是胰腺炎或胰腺外伤后,胰实质或胰管破裂,胰液外溢,炎性渗液刺激周围组织,引起纤维组织增生、包裹,因囊壁缺乏上皮细胞的覆盖,故称为假性囊肿。也就是说胰腺假性囊肿的囊液是由富含淀粉酶和其他胰酶的局部液体集聚而成,囊壁没有正常的上皮细胞,只是由纤维组织和肉芽组织包裹组成,假性囊肿中的液体是透明或水样的,或者是黄色的。急性或慢性胰腺炎或腹部外伤可导致假性囊肿。如果没有胰腺炎或外伤史,则需要再次仔细鉴别诊断是否为假性囊肿。胰腺假性囊肿可单发或多发,可大可小,可位于胰腺内,也可能位于胰腺外。

一、临床表现

假性囊肿没有特征性症状。当出现持续性腹痛、厌食或胰腺炎发病出现后腹部肿块应考虑患者出现假性囊肿的可能。体格检查阳性体征有限,患者经常有腹部压痛,有时可触及腹部包块。若有腹膜刺激征提示囊肿发生破裂或感染可能。

二、诊断

胰腺炎或上腹部外伤病史,出现腹胀、上腹部膨隆、恶心、呕吐等,体格检查可能会在上中腹部触及囊性肿物,彩超或 CT、MRI 可见囊性肿块。

三、治疗

一般认为囊肿直径<6 cm,无临床症状及并发症的,无须特殊处理,定期以随访观察为主,半数左右可自行吸收,可适度注意营养支持。对于囊肿直径>6 cm 或随访观察不吸收或伴有囊肿压迫症状或出现囊性感染、破裂、出血、胰瘘等并发症的,应积极予以外科或内镜引流,引流的囊液应进行细胞学和肿瘤标记物等检查。引流治疗包括传统的经皮穿刺置管引流术(PCD)、内镜引流技术,开放腹部手术和近年来开展的腹腔镜手术也是一种选择,手术治疗会更彻底,更不易复发。

1. 经皮穿刺置管引流术(PCD)

可在 B 超或 CT 引导下进行,操作便捷,具有较高的短期成功率,常用于直径较大囊肿,一般为 10 cm 以上的患者;囊肿生长迅速,或合并无法缓解的持续性疼痛的患者;经过 4 到 6 个星期的观察及非手术治疗,囊肿未吸收的患者,特别是囊肿比较靠近皮下,前方无脏器遮挡的囊肿更适合经皮引流术。

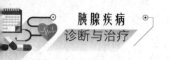
其具体操作方法为:先使用超声或 CT 检查,确定囊肿位置及大小,选取合适点在超声或 CT 引导下进针,经表皮向囊肿刺入,拔除针芯,见囊液从针管流出后将导丝插入针管至囊肿腔,拔去针管并沿导丝置入引流管,再退出导丝,最后将引流管接入引流袋中。连接引流袋后进行持续引流,待囊肿塌陷且外引流量<10 ml/d 时即可拔管,拔管前进行超声或 CT 检查,看愈合情况及有无复发。PCD 治疗胰腺囊肿安全性和有效性较好,但部分囊肿会复发、引流过程中也存在合并感染、出血、穿孔及胰瘘等并发症发生可能,但较少见。

2. 内镜下引流术

并发症发生率及复发率都较低,治疗效果好,具有创伤性小,住院时间短,治疗成本低等优势,是治疗 PPC 的首选方法。内镜治疗 PPC 是通过内镜建立囊肿与消化道间的通道,使囊液通过通道流入胃肠道从而达到治疗目的。其主要治疗方式有内镜下经十二指肠乳头囊肿引流术(ETCD)、内镜下经胃肠道穿刺置管引流术、超声内镜引导下囊肿胃肠道置管引流术。

(1) ETCD:当胰管与 PPC 相通时,可经内镜下逆行胆胰管造影术行 ETCD。首先,找到乳头开口后常规行胆胰管插管,再经内镜行胰管支架置入术(ERPD),若胰管狭窄,要先行扩张术再行 ERPD。若囊肿较大,还可放置鼻胰管引流,必要时可用生理盐水经鼻胰管对 PPC 进行冲洗,清除固体碎片,减少继发感染。ERCP 既是检查方法,又是治疗手段,术后继发胰腺炎及囊肿感染是其常见并发症,在行 ERCP 时应采取相应的抗感染措施及术中应尽可能减少插管次数及导丝反复进入胰管以减少并发症的发生,但只要引流通畅,胰腺炎等并发症的发生率都较低。

（2）内镜下经胃肠道穿刺置管引流术:当囊肿与胃肠壁距离<1 cm 时,可进行囊肿胃、囊肿十二指肠、囊肿空肠引流术,进镜后,观察囊肿压迹及胃肠道内情况,明确囊肿的位置,在内镜直视下,选择膨出最明显部位进行穿刺,置入导丝至囊肿内,气囊扩张后沿导丝置入适当大小的支架引流囊液至胃肠道。

（3）超声内镜引导下囊肿胃肠道置管引流术:此术式是近年的一种新术式,融合了内镜和超声的优点,可以评估囊壁的厚度及囊肿周围血管的情况,防止引流过程中损伤重要血管,安全性较高,但对操作者技术和器材要求较高,应用较为广泛。由于超声能显示囊肿与胃肠道的关系,即使囊肿未突入胃肠道形成压迫,也可以在超声内镜引导下行囊肿引流术。

3. **外科手术疗法**

对于已在内镜下引流或经皮穿刺引流无效而复发的 PPC 患者应行手术干预治疗,手术治疗有较高的成功率及较低的死亡率。手术干预治疗包括腹腔镜手术及传统手术治疗。传统手术与腹腔镜手术基本相同,但由于传统手术治疗创伤大、恢复慢、住院时间较长,需要采用的频率已经越来越少。目前,传统开腹手术尚不能完全被其他术式所取代,当没有内镜治疗指征或内镜治疗失败后可用传统术式或腹腔镜手术补救。

4. **腹腔镜手术**

假性囊肿利用腹腔镜治疗,要求患者未合并严重的心肺疾病,无上腹部手术史,无凝血功能障碍,能耐受全身麻醉。临床上目前 PPC 的腹腔镜手术有多种,包括内引流、外引流、胰腺囊

肿切除及胰尾切除术,其中内引流术包括胃囊肿吻合、十二指肠囊肿吻合及空肠囊肿吻合。腹腔镜 PPC 治疗手术,较传统开放腹部手术创伤小,患者术后恢复较快。与内镜下治疗进行比较,腹腔镜手术具有更高的成功率,患者手术死亡率较低,术后囊肿复发率明显降低。但腹腔镜手术对操作技术要求较高。

四、预后

大多数不是很大的假性囊肿不需治疗可自行消退,预后好。发生并发症的患者预后要差得多。所以对于假性囊肿患者进行教育至关重要。若出现一些警示信号,如发热、腹痛,可能提示出现出血、感染或假性囊肿破裂的可能,需及时就医。

胰腺真性囊肿,是囊肿的内壁覆有上皮细胞,以此区别于假性囊肿。真性囊肿是一种良性的疾病,如果没有症状的话,一般不需要特别的处理,随诊观察就可以。平时区分胰腺真假性囊肿主要是看有无急、慢性胰腺炎或胰腺损伤病史,有急、慢性胰腺炎或胰腺损伤病史则考虑为胰腺假性囊肿可能,反之考虑为胰腺真性囊肿可能性大。另外,假性囊肿可以在胰腺周边,不一定在胰腺实质内。

什么是胰腺囊性肿瘤

胰腺囊性肿瘤(PCNs)相对比较少见,以胰管或腺泡上皮增生、分泌物潴留形成囊肿为主要特征。约占胰腺囊性病变的10%,占胰腺肿瘤的 1%。胰腺囊性肿瘤共有 20 多种,其中较多见的是胰腺导管内乳头状黏液性肿瘤(IPMN)、胰腺浆液性囊腺瘤(SCA)、黏液性囊腺瘤(MCN)以及胰腺实性假乳头状瘤(STP)。除浆液性囊腺瘤为良性肿瘤外,其他肿瘤为恶性或潜在恶性肿瘤。

1. 胰腺导管内乳头状黏液性肿瘤(IPMN)

顾名思义,指的是发生在胰腺导管内上皮,表现为导管内上皮呈现乳头状异常增生,并且产生大量黏液为特征的胰腺囊性肿瘤,同时由于黏液潴留可伴有主胰管和(或)分支胰管扩张。

IPMN 多见于 60～70 岁年龄段,男性略多于女性,好发于胰头、钩突,有临床症状或无症状,主要通过偶然的影像学检查或体检发现。IPMN 症状无特异,一般共同症状有腹痛、背部疼痛、体重下降、恶心呕吐等。由于肿瘤细胞分泌的黏液及黏蛋白可导致胰管的间断性阻塞,大部分患者伴有长时间反复发作的急性胰腺炎或慢性胰腺炎症状。随着病情进展部分或者发展为胰腺功能不全可出现脂肪泻、糖尿病症状。较之良性 IPMN,黄疸在合并浸润性癌的患者中更为多见。多种影像学检查可显示弥漫性或节段性扩张的主胰管和囊状扩张的分支胰管。

MRCP 是首选的无创检查。根据细胞异型性 IPMN 可以分为腺瘤或低度异常增生,交界性瘤或中度异常增生,原位癌和浸润性癌。根据肿瘤发生的部位,通常把 IPMN 分成 3 型:主胰管型、分支胰管型、混合型。IPMN 总体进展缓慢、侵袭性低,且多数病例并不进展为恶性肿瘤,过度的手术切除可能降低患者生活质量,存在潜在死亡风险,因而不同的病理类型应当采取相应的治疗方式。

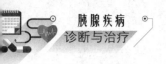
对于一般状况良好,能够耐受手术的主胰管型及混合型 IPMN 患者由于恶性可能性大,应当选择手术切除。对于分支胰管型 IPMN,恶变倾向相对低,所以直径<3 cm 可随访观察。但若肿瘤直径>3 cm,有壁结节,主胰管扩张>1 cm,胰腺细胞学检查发现高度异型细胞,出现不适症状,肿瘤生长快速≥2 mm/年,血清肿瘤标志物 CA199 水平高于正常值,建议积极手术。

在术式选择方面,除了上述部分良性无明显症状患者可进行密切观察随访外,术前诊断良性的 IPMN 倾向于尽量保留胰腺和胃肠消化功能的手术方式,如保留幽门的胰十二指肠切除(PPPD)、保留十二指肠的胰头切除术(Beger 术)、胰腺肿瘤局部剜除术、胰腺节段性切除术、保留脾脏的胰体尾切除术等。而对于恶性 IPMN 患者则须限期手术治疗,必要时还需行扩大根治术加淋巴结清扫。交界性 IPMN,可行胰腺部分切除术如胰十二指肠切除术、胰中段切除术、胰体尾切除术等。主胰管型 IPMN 具有潜在的多中心病变且恶性概率高,提倡施行全胰腺切除术。

对于手术完全切除的患者,良性 IPMN 术后 5 年生存率可达90%～100%,恶性 IPMN 则为31%～60%。然而即使是切缘阴性的 IPMN 亦可能复发,而且良性 IPMN 可复发成为恶性或转移性的 IPMN。因此术后应密切定期随访复查。

2.胰腺浆液性囊腺瘤(SCA)

好发于老年人,女性发病多于男性,50%在胰体尾部发病,囊液清亮、稀薄,癌胚抗原与淀粉酶水平低,影像学特征为多微囊,蜂窝状,囊壁较薄,中心可见星状瘢痕钙化,为良性肿瘤,极少恶变。

3. 黏液性囊腺瘤（MCN）

发生于中年,女性发病多于男性,80%～90%发生于胰体尾部,囊液黏稠,癌胚抗原水平高,淀粉酶水平低,多单发,囊壁较厚,可见壁结节,蛋壳样钙化及分割,有中等至高等恶变倾向。

4. 胰腺实性假乳头状瘤（STP）

多发生于青年,女性发病多于男性,好发于胰头、胰体、胰尾部,比例相当,囊液为血性,癌胚抗原水平低,影像学表现为囊实性占位,为低度恶性,常局部侵犯。

实性假乳头状肿瘤,则推荐手术治疗,如肿瘤较小,包膜完整与周围组织界限清楚可行局部剜除术。对周围组织有明显侵犯者,应当予以扩大切除范围以减少术后复发。因为极少发生淋巴结转移,故不必常规清扫胰周淋巴结。

胰腺囊性病变,主要以中老年女性多见,肿瘤生长缓慢,多数无症状,由体检发现。随着肿瘤的逐渐增大,压迫邻近器官或肿瘤囊内压力增高,出现上腹部疼痛不适或腹部肿物,少数病例可有梗阻性黄疸、消化道出血、急性胰腺炎等表现。例如,胰腺导管内乳头状黏液性肿瘤(intraductalpapillary mucinous neoplasm, IPMN)可反复发作胰腺炎,病程长者可表现出脂肪泻、糖尿病和体重下降等胰腺内外分泌功能不全的症状。

依据彩超、CT、MRI 可做出囊性肿瘤诊断,进一步分类较为困难。

浆液性囊性瘤多为良性,以非手术治疗为主,建议定期随访和监测,当肿瘤直径大于 6 cm 时建议积极手术治疗。肿瘤直径小于 6 cm,出现以下危险因素建议手术治疗。①出现相关症状

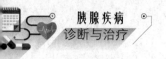

如腹痛、肿块压迫、黄疸、呕吐等;②肿瘤位于胰头部;③无法完全排除恶变可能;④出现侵袭性表现如肿瘤侵犯周围血管、淋巴结等。黏液性囊性瘤具有恶变潜能,因此均建议选择合适的时机手术治疗。

什么是胰腺发育异常

胰腺发育复杂,容易发生先天变异和先天异常,包括胰腺分裂、环状胰腺、胰腺部分发育不全等。

在胚胎发育过程中,胰腺体尾部来源于胚胎背侧胰腺,而胰头与钩突来源于胚胎腹侧胰腺,在正常发育过程中,背侧胰腺沿着胚胎顺时针方向选择,与腹侧胰腺融合形成胰腺及胰管。在融合过程中发生异常就发生胰腺的先天变异和先天异常。

什么是胰腺分裂症

胰腺分裂是在胰腺胚胎发育过程中,腹侧胰管、背侧胰管未融合或仅为细的分支吻合。胰腺分裂是许多胰腺疾病的根源,如胰腺炎、胆管炎、胰管囊肿等。在胰腺分裂患者表现出诸如胰腺炎反复发作或者胰性腹痛等相关症状时,我们就称之为胰腺分裂症。

胰腺分裂通常是偶然发现,大多数患有这种异常的人没有症状。有症状的胰腺分裂患者表现为胰腺炎或慢性腹痛。胰腺炎可以是急性复发性胰腺炎或慢性胰腺炎。有时发作诱因与一般胰腺炎相似,常常在饮酒时诱发,进食油腻食物时加重。但有时胰腺炎发作时诱因并不明显。慢性腹痛患者有与胰腺炎患者同样存在疼痛综合征,但没有明确的疼痛原因(血清淀粉酶、脂肪酶和影像学检查结果均正常)。体格检查腹部查体通常无异常。若胰腺炎发作时可出现上腹部压痛。

胰腺分裂症诊断主要依靠 MRCP 或 ERCP,显示腹侧胰管与背侧胰管不融合,可同时显示腹侧胰管和背侧胰管。

胰腺分裂症绝大多数无症状,无须治疗,需治疗的是有症状的患者。对于有轻微症状的患者,如急性胰腺炎发作,可对症治疗,予以禁食水,同时应用抑酸、抑制胰腺分泌的药物等保守治疗。而对于反复发作的急性胰腺炎、长期的慢性胰腺炎或胰性腹痛者,多是因为分支胰管不通畅,ERCP 是一线治疗方案,其目的就是解决副乳头流出道梗阻,可进行的治疗手段包括内镜下副乳头的切开、球囊扩张及支架置入。

什么是环状胰腺

环状胰腺是一种少见的先天异常,指背侧胰腺与腹侧胰腺融合异常,导致胰头包绕十二指肠降段。男性略多于女性,多见于新生儿,而成人常在 20～30 岁发病。

儿童患者多表现为十二指肠梗阻,梗阻程度越大发病年龄

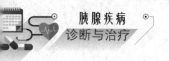

越小,同时儿童患者可伴发其他器官的先天异常,环状胰腺可能是婴幼儿十二指肠梗阻最常见原因。成人主要临床表现有腹痛、呕吐、胰腺炎、肝功能异常。成人伴发其他器官的先天异常相对少见。诊断主要依靠影像学检查,CT、MIR 可直接显示十二指肠狭窄,壁增厚,周围绕以胰腺组织。

环状胰腺无症状的不需要特别处理,有临床症状的建议手术治疗,解除十二指肠梗阻,恢复通畅。新生儿患者首选十二指肠侧吻合术,其具有保持消化道连续性、符合生理、捷径短的优势,尤其是菱形吻合的术式,术后恢复时间短且预后好,还能避免产生无功能肠襻。无症状的成人环状胰腺无须特殊治疗,但部分患者常因十二指肠梗阻、消化性溃疡等合并症而须手术治疗,一般推荐十二指肠-空肠吻合术或胃-空肠吻合术。

环状胰腺主要取决于患者出现临床症状的时间及年龄,如婴儿及儿童的预后主要取决于是否存在相关的先天异常,而成人患者的预后则与手术并发症相关。

什么是异位胰腺

异位胰腺是指发生在正常胰腺位置以外的胰腺组织,又称为迷走胰腺或副胰腺。是胚胎期胰腺胚芽随原肠上段旋转过程中,一个或几个胚芽仍留在原肠壁内并随原肠生长。异位胰腺可发生于任何脏器,但约 90% 位于上消化道,以十二指肠、胃、空肠多见。通常≤2 cm。分为完全型和不完全型,完全型异位胰腺有完整的内分泌和外分泌腺体;不完全型(多无临床表现)常常无症状,偶尔发现,容易误诊或漏诊,可能被误诊为肿瘤。异位胰腺可发生急、慢性胰腺炎等。CT、MIR 定性诊断较困难,目前可以通过胃镜、超声胃镜等进行检查和诊断。如位于胃肠道壁内,则多位于黏膜下,其中央稍凹陷,常有胰管开口,活检证实为异位胰腺组织时,可以肯定诊断。根据超声内镜下的典型表现,也可作出较准确的临床诊断。

异位胰腺目前无统一的治疗标准,考虑异位胰腺极少发生恶变,无症状的建议以随访为主,如极少数出现不适症状或者有潜在的恶变可能,建议手术或内镜治疗。

什么是胰腺发育不良或不全

胰腺发育不良或不全病因不明,可能与发育中局部缺血有关,常常是缺乏背侧胰腺,可偶然发现或在新生儿糖尿病中发现。影像特点为胰腺变短,正常胰头,部分或完全缺乏胰尾。

什么是胰腺囊性纤维化

胰腺囊性纤维化是囊性纤维化中的一种,囊性纤维化(cystic fibrosis, CF)由 CFTR 基因异常突变所致,是一种常染色体隐性遗传病,欧美白种人中最常见,而亚洲人和非洲黑人中少见。CF

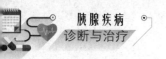
主要影响胃肠道和呼吸系统,通常具有慢性梗阻性肺部黏液分泌异常和电解质异常。预后差,主要发生在婴幼儿及部分儿童。

CF病变累及多个外分泌腺体和器官。呼吸系统受累的表现为反复的呼吸道感染、痰液黏稠,痰菌培养以铜绿假单胞菌、金黄色葡萄球菌等感染为主,病程后期患者出现以上叶为主的支气管扩张和呼吸衰竭。消化系统受累的患者表现为新生儿胎粪性肠梗阻、胰腺纤维化、营养不良、胆汁性肝硬化。

囊性纤维化的诊断建议通过临床症状,实验室结果及汗液检查来确诊。对于有一种或多种CF表现或有CF家族史的患者,可以通过鉴定已知的CF突变基因加以确诊。

CF强调综合治疗,维持适当的营养状况,预防或积极治疗肺部和其他并发症,鼓励进行体育锻炼,提供适当的精神支持。

胰腺囊性纤维化的治疗以内科治疗为主,以改善胰腺功能,防治肺部感染为主,若发生肠梗阻和门静脉高压则需外科手术或内镜治疗。

CF预后差,若不加治疗,大都在婴儿时期死于肺炎或右心衰竭。

(步丽梅)

健康中国·家有名医丛书
总书目

第一辑

1. 下肢血管病诊断与治疗
2. 甲状腺疾病诊断与治疗
3. 中风诊断与治疗
4. 肺炎诊断与治疗
5. 名医指导高血压治疗用药
6. 慢性支气管炎诊断与治疗
7. 痛风诊断与治疗
8. 肾衰竭尿毒症诊断与治疗
9. 甲状腺功能亢进诊断与治疗
10. 名医指导合理用药
11. 肾脏疾病诊断与治疗
12. 前列腺疾病诊断与治疗
13. 脂肪肝诊断与治疗
14. 糖尿病并发症诊断与治疗
15. 肿瘤化疗
16. 心脏疾病诊断与治疗
17. 血脂异常诊断与治疗
18. 名医教你看化验报告
19. 肥胖症诊断与治疗
20. 冠心病诊断与治疗
21. 糖尿病诊断与治疗

第二辑

1. 尿石症诊断与治疗
2. 子宫疾病诊断与治疗
3. 支气管哮喘诊断与治疗
4. 胃病诊断与治疗
5. 盆底疾病诊断与治疗
6. 胰腺疾病诊断与治疗
7. 抑郁症诊断与治疗
8. 绝经期疾病诊断与治疗
9. 银屑病诊断与治疗
10. 特应性皮炎诊断和治疗
11. 乙型肝炎、丙型肝炎诊断与治疗
12. 泌尿生殖系统感染性疾病诊断与治疗

13. 呼吸道病毒感染诊断与治疗

14. 心血管内科疾病诊断与治疗

15. 老年眼病诊断与治疗

16. 肺结核病诊断与治疗

17. 斑秃诊断与治疗

18. 带状疱疹诊断与治疗

19. 早产儿常见疾病诊断与治疗

20. 儿童佝偻病、贫血、肥胖诊断
    与治疗

21. 儿童哮喘诊断与治疗

22. 皮肤溃疡诊断与治疗

23. 糖尿病视网膜病变诊断与治疗

24. 儿童性早熟诊断及治疗

25. 儿童青少年常见情绪行为障碍
    诊断和治疗

26. 儿童下肢畸形诊断和治疗

27. 肺癌诊断与治疗